The
Good
Pharmacist

굿 파마시스트

Are you a Good Pharmacist?

The Good Pharmacist

굿 파마시스트

| Characteristics, Virtues, and Habits |

윌리엄 켈리, 엘리엇 소골 지음
양병찬 번역

조윤커뮤니케이션

The Good Pharmacist
굿 파마시스트

저자 | 윌리엄 켈리, 엘리엇 소골
번역 | 양병찬

1판 1쇄 인쇄 | 2012년 1월 12일
펴낸곳 | 조윤커뮤니케이션
펴낸이 | 안혜경
편집장 | 최몽순
주소 | 서울시 종로구 내수동 74번지 광화문시대 1502
전화 | 02-730-8841 팩스 | 02-730-8814
출판등록 | 제2-3307호
등록일자 | 2001년 4월 13일

ISBN 978-89-91216-02-1 03320

값 24,000 원

* 잘못 만들어진 책은 구입하신 서점에서 교환해 드립니다.

나는 몇 점짜리 약사일까

최근 부각되는 사회의 키워드는 단연 '대중의 자각(自覺)에 따른 피플스 파워(people's power)의 표출'이라고 할 수 있다. 미국의 유력 시사주간지 〈타임〉이 2011년 인물로 시위대(Protesters)를 선정했을 만큼, 최근 들어 피플스 파워가 맹위를 떨치고 있으니 말이다.

이 처럼 대중이 자신의 잠재력에 눈을 뜨고 정당한 권리를 행사하려는 움직임은 정치적인 영역을 넘어 경제, 사회, 문화의 전 영역으로 확대되고 있는 추세이며, 헬스케어 서비스 영역도 예외가 될 수는 없다. 환자들의 의식수준이 향상되고 건강에 대한 관심이 높아지면서, 헬스케어 전문가를 바라보는 환자들의 눈높이는 이미 높아질 대로 높아져 있다. 일찍이 '양질의 헬스케어 서비스를 제공해 달라'는 환자들의 요구가 오늘날처럼 빗발쳤던 시기는 없었다. 이러한 상황에서 최근 불고 있는 피플스 파워의 바람은 환자들의 기대치를 한층 더 상승시켜, 의사와 약사가 쥐고 있었던 헬스케어 시장의 주도권을 환자 쪽으로 급속히 이동시킴으로써 '환자 중심의 케어 시스템(patient-oriented care system)'의 도래를 앞당길 것으로 보인다.

환자 중심으로

'환자 중심의 케어 시스템'이란 "환자를 헬스케어의 중심에 두고, 문화적 배경, 개인적 선호와 가치, 가족상황, 라이프스타일 등을 고려하여 환자를 치료하는 시스템"으로 정의된다. 이러한 시스템 하에서는 환자와 가족이 헬스케어 전문가들(의사, 약사, 간호사)과 함께 헬스케어팀을 구성하여, 임상적 의사결정(clinical decision making) 과정에 동등한 자격으로 참여하게 된다.

'환자 중심의 케어'는 치료의 결과는 물론 치료의 과정까지도 고려할 것을 요구한다. 의료진이 중심이 되는 '전통적 케어 시스템' 하에서는 의료진이 환자의 생사여탈권을 손에 쥐고 모든 권한을 행사했으며, 환자는 수동적으로 의료진의 지시에 따르기만 하면 되었다. 그러나 '환자 중심의 케어 시스템' 하에서는, 의료진이 자가치료(self-care) 및 모니터링과 관련된 중요한 책임을 환자에게 넘기고, 환자가 이러한 책임을 스스로 수행할 수 있도록 도와주는 역할을 하게 된다. '환자 중심의 케어'의 가장 큰 장점은 불필요하거나 바람직스럽지 않은 진료를 감소시킴으로써 환자의 삶의 질을 향상시킬 수 있다는 점이다.

새 술은 새 부대에

"새 술은 새 부대에 담아야 한다"는 옛말처럼, 헬스케어 시장에 부는 변화의 바람은 지금껏 당연시되었던 약사상(像)의 변화를 요구한다. 일부 뜻있는 약사들 사이에는 '구시대의 타성에 젖어 시대의 변화에 적응하지 못 하는 약사는 도태되어 역사의 뒤안길로 사라지고 말 것' 이라는 위기감이 팽배해 있다. 그러나 문제는 - 설사 변화의 필요성을 절감하는 약사가 있더라도 - 새로운 약사상의 정립을 도와줄 마땅한 롤모델이나 지침서가 없다는 것이다. 서점의 전문서적 코너에는 전문지식과 판매기법을 소개하는 책들이 넘쳐나지만, 미래의 약사가 지향해야 할 바람직한 약사의 모습을 제시함으로써 약사들의 공허함을 채워줄 책은 찾아보기가 힘든 것이 우리의 현실이다.

좋은 약사를 위하여

이상과 같은 문제의식에 공감하는 약사(또는 약학도)들이 있다면, 주저 없이 〈굿 파마시스트(원제: "The Good Pharmacist)〉를 권하고 싶다.

다양한 분야에서 임상약학의 이론과 실무를 두루 섭렵한 저자들이 저술한 이 책은 '좋은 약사'라는 일견 평범한 (그러나 매우 중요한) 컨셉을 내세워, '환자 중심의 케어 시스템' 하에서 약사가 지향해야 할 롤모델을 제시해 준다. 저자들은 "'좋다'는 것은 무엇을 말하는가?, '좋은 약사'를 판단하는 사람은 누구인가?, '좋은 약사'의 개념이 정립되면 이 개념을 어디에 적용할 것인가?" 등과 같은 질문을 던지고 스스로 답변해 나가는 과정에서, 독자들로 하여금 자연스럽게 문제의 본질에 접근하게 해 준다. 독자들은 이 책의 7장에 수록된 자가점검표를 이용하여 '나는 (현재) 몇 점짜리 약사인지'를 가늠해 볼 수도 있다. (그러나 1차 평가에서 낮은 점수가 나오더라도 실망하지 말기 바란다. 저자들에 의하면 좋은 약사는 '태어나는 것'이 아니라 '만들어지는 것'이라고 한다)

최근 일부 정치세력과 이익집단의 부추김으로 인하여 약사를 바라보는 세간의 눈초리가 다소 따갑게 느껴진다. 약사에 대한 부정적 인식은 대부분 약사의 직능에 대한 몰이해에서 비롯

되는 것이지만, 약사계 일각에서는 '그 동안 우리가 국민의 신뢰를 얻기 위해 어떠한 노력을 했나?' 라는 자성의 소리도 나오고 있는 것이 사실이다.

이 책이 새로운 약사상을 모색하는 모든 분들의 앞길을 비춰주는 손전등과 같은 역할을 해 주기를 바라며, 개국약사, 근무약사, 병원약사, 약대생들은 물론, (병원, 보건소, 보건기관, 약국체인, 제약회사 등에서) 약사를 관리·감독하는 위치에 있는 관리자들(약사면허 미소지자 포함)에게도 일독을 권하고 싶다. 마지막으로, 이 책 10장의 제목처럼 "이 세상 모든 약사들이 좋은 약사가 된다면?" 이라는 유쾌한 상상을 해 본다.

양병찬

사회는 좋은 약사를 기다린다

"당신은 참 좋은 약사로군요!"라는 찬사는 특정한 약사를 여느 약사보다 한 단계 높은 위치에 올려놓는 기분 좋은 말이다. 그러나 '좋은 약사'와 '그저 그런 약사'를 구분짓는 속성은 명확하지 않다. 실제로 환자들에게 "좋은 약사의 자격이 뭐죠?"라고 묻는다면, 십중팔구는 이렇게 대답할 것이다 : "꼭 집어 말할 수는 없어요. 하지만 어떤 약사와 직접 마주친다면 그가 좋은 약사인지 아닌지를 분간할 수는 있어요."

좋은 약사의 특징, 덕목, 습관을 안다는 것은 여러 가지 면에서 중요한 의미를 갖는다. 첫째로, 그것은 장래에 약사가 될 학생들을 적절히 교육시키고 훈련시키는 데 핵심적인 자료가 된다. 둘째로 그것은 현직 약사들의 케어 능력을 향상시키는 데 도움이 되며, 셋째로 그것은 약사를 고용하거나 관리 감독하는 위치에 있는 사람들에게 의사결정의 기준을 제공해 준다. 마지막으로, 그것은 약사라는 전문가 집단이 환자 중심의 케어(patient-centered care)에 보다 가까이 다가갈 수 있게 도와 준다.

저자들은 '좋은 약사'의 개념을 정의하겠다는 일념으로 지난 5년 동안 연구를 수행해 왔으며, 이 책은 그 연구의 결과를 근거로 하여 집필되었다. 연구를 수행하는 동안 우리가 주로 던졌던 질문은 다음과 같은 3가지 내용으로 집약된다: '좋다'는 것은 무엇을 말하는가?, '좋은 약사'를 판단하는 사람은 누구인가?, '좋은 약사'의 개념이 정립되면 이 개념을 어디에 이용할 것인가?

마지막 질문에 대해서는 좀더 자세히 부연설명할 필요가 있다. 이 책의 저자 중 한 명인 윌리엄 켈리는 연구기간 동안 머서 약대(Mercer University School of Pharmacy)의 테뉴어 교수 신분을 유지하고 있었다. 머서 약대는 당시 매년 120명의 학생을 모집하고 있었는데, 그 해의 지원자 수는 1,800명이었다. 대학 측은 직전학교(일반대학)의 내신성적과 약대입학 자격시험(PCAT) 점수를 기준으로 360명의 학생을 1차로 선발한 다음, 면접을 통해 최종 합격자를 선발했다. 면접시험의 경쟁률은 3:1이었다. 교수진은 질문과 관찰을 통해 지원자의 학업수행 능력을 판단해야 했지만, 지원자 간의 우열을 판가름할 기준은 - 문서로든 구두로든 - 명시되어 있지 않았다. 이 경우 면접관의 자의적인 판단보다 더 훌륭한 기준은 없었을까? 만일 '좋은 약사'의 자질이 면접의 핵심 기준이었다면 어땠을까?

주지하는 바와 같이, 약학은 자연과학의 한 분야이며, 약사는 지식을 기반으로 하는 전문가이다. 대부분의 약학대학은 약대생들에게 학업에 열중하라고 권면한다. 그러나 약학이 요구하는 것은 그 이상이다. 왜냐하면 약학은 '환자를 케어한다'는 사회적 목표를 바탕에 깔고 있기 때문이다.

약대의 커리큘럼은 모든 학생들이 알아야 하는 지식과 모든 학생들이 갖추어야 하는 자질을 함양하기 위해 설계된다. 교수들은 모든 학생들이 장래에 좋은 약사가 되기를 원한다. 그렇다면 입학사정위원회의 선발기준에 좋은 약사의 특징, 덕목, 습관이 포함되어야 하는 것은 당연지사가 아닐까?

한편 이 책의 또 다른 저자인 엘리엇 소골은 캠벨 약대(Campbell University School of Pharmacy)의 입학사정위원회에서 학부생의 선발을 총지휘했다. 캠벨 약대의 정원은 꽤 많은 편이었는데, 소골은 직전학교의 내신성적과 PCAT 점수 이외에 지원자의 자질을 평가할 별도의 면접문항을 개발하였다. 이 문항들은 지원자의 동기, 의사소통 능력, 문제해결 능력, 환자를 배려하는 마음 등을 평가하도록 설계되었다. 그 결과 캠벨 약대의 입학사정 및 커리큘럼 작성에는 좋은 약사의 특징, 덕목, 습관이 반영될 수 있었다.

이 책은 다음과 같은 과정에 도움을 줄 목적으로 집필되었다:

- 약사가 제공하는 환자중심 케어의 질을 향상시킴
- 병원약국, 약국체인, 지역사회 약국을 경영하는 상급 관리자의 의사결정에 영향을 미침
- 약국의 관리자들에게 환자중심 케어의 중요성을 이해시킴
- '좋은 약사'의 사례를 소개함
- '좋은 약사'를 추천한 이해관계자들을 소개함
- 다른 '좋은 약사'들의 사례를 통해 벤치마킹의 기회를 제공함
- 약대생의 선발·교육·훈련 과정을 개선하는 데 도움을 줌

따라서 이 책은 약국의 운영진, 약대생, 개국약사, 근무약

사, (약국체인 병원약국 등에서) 약사를 관리 감독하는 위치에 있는 사람들에게 필요한 책이다. 어쩌면 환자 중에서도 이 책에 관심을 보이는 분들이 있을지도 모르겠다. 왜냐하면 이 책은 환자들로 하여금 약사에게 보다 많은 것을 기대하게 하며, '좋은 약사'라는 라벨을 붙일 만한 약사를 찾아 나서게 할 것이기 때문이다.

윌리엄 켈리
엘리엇 소골

Contents

CHAPTER 1

좋은 약사의 조건

Who is a "Good Pharmacist?"

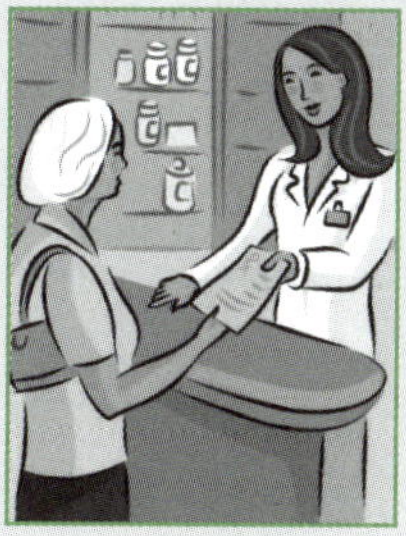

The Good Pharmacist

환자에 대한 관심과 개인적 접촉(personal contact)은

많은 단골고객을 유치하는 힘이 된다

좋은 약사의 조건

"당신은 참 훌륭한 약사로군요!" 라는 찬사는 특정한 약사를 여느 약사보다 한 단계 높은 위치에 올려놓는 기분 좋은 말이다. 그러나 '좋은 약사'와 '그저 그런 약사'를 구분짓는 속성은 명확하지 않다. 실제로 환자들에게 "좋은 약사의 자격이 뭐죠?" 라고 묻는다면, 십중팔구는 이렇게 대답할 것이다: "꼭 집어 말할 수는 없어요. 하지만 어떤 약사와 직접 마주친다면 그가 좋은 약사인지 아닌지를 분간할 수는 있어요." 이러한 대답에 이의를 제기할 사람은 거의 없을 것이다. 예컨대 다음에 소개할 스테펜 덴디악, 루이스 먼디, 밥 브래시어와 같은 약사를 만나는 사람들은 주저없이 그들을 '좋은 약사'라고 부르게 될 것이다. 그럼 지금부터 그들을 만나 보기로 하자.

고(故) 스테펜 덴디악(조지아주 애틀랜타)[1]

스테펜과 함께 일했던 의사는 이렇게 말했다: "그는 자신의 분야에 대해 정통한 인물이었습니다. 그래서 나는 그와 한 팀을 이루게 되었죠." 한 환자는 이렇게 말했다: "그는 격의 없는 사람이었어요." 또 다른 환자는 이렇게 말했다: "그는 항상 추가 서비스(extra service)를 하는 사람이었어요. 그는 약을 조제하여 건네주는 데 그치지 않고, 약물 상호작용과 만일에 나타날 수 있는 부작용에 대해 일러 줬어요. 어찌나 차근차근하던지, 나는 스테펜과 얘기할 때는 시간에 쫓길 필요가 없었어요. 그는 바로 대답할 수 없는 질문에 대해서는 참고문헌을 찾아 보고 집으로 전화를 해 주었어요." 스테펜의 특징, 덕목, 습관*은 다음과 같이 요약된다:

* 특징(characteristics)이란 개인의 두드러지는 특성이나 속성으로서, 덕목이나 습관에 해당하지 않는 것을 의미한다. 덕목(virtue)이란 선하다거나 칭찬할 만하다고 인정되는 도덕적 특질을 의미하며, 습관(habit)이란 일상적으로 반복되는 행동패턴을 의미한다.

특징 : 해박한 전문지식

덕목 : 배려, 동정, 인내, 공정, 친절

습관 : 환자의 질문에는 반드시 답변을 함(responsiveness)

루이스 먼디(조지아주 타이론)[2]

루이스는 약에 대해 아는 것이 많아 환자들에게 '박사님'이라는 별명으로 불린다. 그는 약국 문을 닫은 후에도 급한 환자가 찾아오면 약국으로 돌아오곤 한다. "그는 많은 사람들을 위해 늦은 시간에도 수시로 약국 문을 열어요"라고 한 단골 고객은 말한다. 루이스와 환자들은 서로에 대해 속속들이 알고 있다. 그는 환자에게서 전화가 걸려오면 대번에 목소리를 알아듣고 바로 환자의 이름을 부른다. 그는 환자들을 돈 벌이 수단으로 생각하지 않고 하나의 인격체로 대하기 때문에 많은 환자들의 사랑을 받는다. 미처 돈을 준비하지 못한 응급 환자들에게는 외상으로 조제를 해 주기도 한다. 마을 사람들은 루이스의 이웃에 살게 된 것을 하나님의 축복으로 여긴다.

특징 : 해박한 전문지식

덕목 : 배려, 친근함

습관 : 약국의 문턱을 낮춤(availability)

밥 브래시어(플로리다주 이버니스)[3] – 밥은 약물정보에 통달한 것은 기본이고, 고객의 이름을 모두 외우고 있다. "내 약국을 방문하는 모든 환자들은 나의 친구입니다"라고 그는 말한다. "누군가와 눈을 맞추고 그와 공감을 나누는 것은 내게 커다란 의미로 다가옵니다." 이 같은 관심과 개인적 접촉은 많은 단골고객을 유치하는 힘이 된다. 한 환자는 이렇게 말한다 : "밥은 아무리 바빠도 나에게 말을 걸고 내 질문에 응답을 해 줘요. 큰 약국에 가 보세요. 돈을 내고 약을 받은 다음 약국문을 나서는 것이 고작이죠. 환자의 특성에 맞는 개인별 복약지도는 꿈도 꿀 수 없어요."

특징 : 해박한 전문지식

덕목 : 배려, 친근함

습관 : 약국의 문턱을 낮춤(availability)

좋은 약사들의 특징, 덕목, 습관

'좋은 약사'들은 공통적인 특징, 덕목, 습관을 지니고 있다.

스테펜, 루이스, 밥의 사례를 종합해 보면, 우리는 다음과 같은 공통분모들을 도출할 수 있다:

특징 : 해박한 전문지식, 진실함

덕목 : 배려, 동정, 인내, 공정, 친절, 친근함

습관 : 환자의 질문에는 반드시 답변을 함, 약국의 문턱을 낮춤, 신뢰를 잃지 않음

이상에서 도출된 특징, 덕목, 습관은 '좋은 약사'의 진수를 보여 주는 특질로서 조금도 부족함이 없지만, 일반적인 결론을 도출하기에는 표본의 크기(n=3)가 너무 작다. 그러므로 '좋은 약사'가 되기 위한 비결을 확인하기 위해서는 보다 많은 분석이 필요하다. 저자들은 앞으로 몇 개의 장을 할애하여, 좋은 약사를 만드는 요인은 무엇이고 좋은 약사의 여부를 판단하는 사람은 누구인지에 대해 본격적으로 논의할 것이다. 게다가 우리는 독자들이 좋은 약사인지를 스스로 평가할 수 있는 자가평가 문항(self-assessment evaluation)도 제시할 것이다(7장 참조). 그러나 본론으로 들어가기 전에 한 가지 짚고 넘어가야 할 핵심문제가 있다. 그것은 "좋은 약사의 개념정립이 시급히 요청되는 사람(집단)이 누구인가?" 라는 것이다.

'좋은 약사'의 개념정립이 요청되는 집단

'좋은 약사'의 개념정립을 필요로 하는 첫 번째 그룹은 미국 전역에 흩어져 있는 125개 약학대학의 교수진이다. 현명한 교수진이라면 학생들에게 전문적 지식을 가르치는 것은 물론, 그들이 좋은 약사로서의 소양을 쌓을 수 있는 커리큘럼을 운영해야 한다.

약학은 자연과학의 한 분야이며 약사는 지식을 기반으로 하는 전문가이다. 그러나 이와 동시에 약사는 의료인의 일원으로서 환자를 케어하는 사회적 소임을 갖고 있다. 따라서 약학대학에서는 학생들에게 전문지식만 가르칠 것이 아니라, 환자를 케어하는 데 필요한 소양까지도 배양시켜야 한다. 그러나 현재 미국의 약학대학들은 과학지식과 임상정보를 전달하는 데 치중한 나머지 환자 케어에 필요한 소양교육을 소홀히 하고 있다. 그러다 보니 약대 졸업 후 약사면허를 취득하여 현장에 배치된 새내기 약사들은 프리셉터(preceptor)나 멘토의 도움을 받아 약사의 소양을 쌓을 수밖에 없다.

프리셉터란 새내기 약사의 현장 적응을 돕는 사람으로, 경험이 많은 선배약사 중에서 선임된다. 프리셉터는 직접적인 가르침은 물론, 조언, 비판, 실습 등의 다양한 방법을 통해 새내기 약사로 하여금 신속하게 현장에 적응할 수 있게 해 준다. 그런데 우리는 여기서 중대한 의문에 봉착하게 된다. 새내기 약사들이 약사의 소양을 쌓도록 도와주는 프리셉터나 멘토들은 어떤 경로를 통해 약사의 소양을 쌓았을까? 대학 시절에 환자 케어와 관련된 교육을 받은 적이 없기는 그들이나 새내기 약사나 마찬가지일 텐데 말이다. 따라서 저자들은 '좋은 약사'의 개념정립을 필요로 하는 두 번째 그룹으로 미국 전역의 약국에서 활동하고 있는 프리셉터들을 꼽고 싶다. 새내기 약사에게 '모름지기 약사란 이래야 한다'라고 본을 보여야 하는 프리셉터들에게 '좋은 약사'의 개념정립이 요구되는 것은 당연하다.

'좋은 약사'의 개념정립을 필요로 하는 세 번째 그룹은 개국약사들이다. 개국약사들은 약국 현장에서 환자들과 맞닥뜨려 가며 환자 케어를 몸소 실천하는 역군들이다. 그들은 부단한 노력을 통해 '좋은 약사'의 특징, 덕목, 습관을 몸에 배게 함으로써 케어의 질을 향상시킬 수 있다. 이와 관련하여 7장에는 10개의 자가평가 문항이 제시되어 있다. 이 문항들은 이상적인 약사의 상태를 40점 만점으로 가정하고, 피평가자가 어느 수준에 도달해 있는지를 평가해 준다. 흥미가 동하는 독자들은 이 문항들을 이용하여 자신의 현주소를 진단해 보기 바란다.

'좋은 약사'의 개념정립이 요구되는 마지막 그룹은 약사를 관리 감독하는 위치에 있는 사람들이다. 이들은 약국체인이나 병원약국의 상급관리자들로서 약사의 고용, 승진, 보상에 관한 의사결정을 담당하는데, 그 중에는 약사면허를 소지하지 않은 사람들도 있다. 이들이 '좋은 약사'에 대한 올바른 개념을 갖고 있어야 성실하고 능력있는 약사들이 인정을 받고 성장할 수 있다. 개인약국을 경영하는 약사들도 근무약사들을 '좋은 약사'로 성장시키려면 '좋은 약사'에 대한 올바른 개념정립이 필요하다.

'좋은 약사'는 환자중심의 케어(patient-centered care)를 실천함으로써 환자의 복약순응도를 높이고, 환자 - 의사 - 약사의 커뮤니케이션을 증진시킬 수 있다. 또한 환자가 처방약, 일반약, 건강기능식품 등을 보다 현명하게 섭취하도록 도와줌으로써, 환자의 건강과 복지를 향상시킬 수 있다.

좋은 약사가 환자와 보호자에게 제공하는 정보

좋은 약사는 환자와 보호자에게 다음과 같은 유익한 정보를 제공한다:

- 약물의 복용방법과 정확한 투약방법을 알려준다. 예컨대 약사는 정량흡입기(metered dose inhalers)와 같은 까다로운 투약기구의 정확한 사용법을 알려 준다.
- 약물과 함께 복용하거나 섭취해서는 안 되는 다른 약물이나 식품(예: 제산제, 자몽주스)을 알려 준다.
- 약물이 의도된 대로 효과를 발휘하고 있는지 확인하는 방법을 알려 준다.
- 중대한 부작용이 일어나는 징후를 인식하는 방법을 알려 준다.
- 약물이 효과가 없거나 부작용을 일으키는 경우, 이에 대처하는 방법을 알려 준다.
- 향후 치료일정(검사일자, 다음 번 병원 방문일 등)을 확인해 준다.

최근 자신의 건강에 관심을 갖는 환자들이 늘어나면서, 의사와 약사의 지시에 일방적으로 끌려가지 않고 자신의 치료과정에 능동적으로 참여하는 환자들이 늘어나고 있다. 환자로 하여금 자신의 치료 과정에 적극 참여하게 하려면, 환자에게 약물 복용방법이 적힌 리플렛 하나만 달랑 쥐어 줘서는 곤란하다. '좋은 약사'라면 형광펜을 들고 리플렛의 중요한 내용에 밑줄을 그어 주는 성의를 보여야 한다. 또한 (적어도 고위험군 환자에 대해서는) 지속적으로 전화를 걸어 환자의 복약순응도와 치료의 진행과정을 체크하는 것도 필요하다.[4]

미국 의학연구소(IOM: Institute of Medicine)의 보고서에 의하면, 미국인들이 누리는 헬스케어의 질(quality of healthcare)은 매우 낮은 수준이라고 한다. IOM이 지적한 주요 문제는 헬스케어 기관의 접근성, 헬스케어 서비스의 질, 비용, 약물사용 방법 등이다. 약사는 헬스케어 전문가의 일원으로서 약물 부작용을 예방하고 적절한 약물사용을 촉진하기 위해 항상 긴장을 늦추지 말아야 한다. 이를 위해서는 '좋은 약사'가 필요하다. 좋은 약사는 환자들이 약물로부터 최대의 효과를 거두는 동시에 최소한의 부작용 위험에 노출되도록 하기 위해 최선의 노력을 기울여야 한다.

요약

우리 주변에는 많은 사람들로부터 '좋은 약사'라고 칭송받는 약사들이 있다. '좋은 약사'들을 분석하여 그들의 특징, 덕목, 습관을 찾아내면, 약사와 약대생 교육의 롤모델로 삼을 수 있을 뿐만 아니라, 약사의 케어능력과 환자의 복약순응도를 향상시키는 데 큰 도움이 된다.

Chapter Note

1. "Stephen Dendial 59, Caring Pharmacist." The Atlanta Journal-Constitution. Obituaries. September 12, 2004.
2. Lewis, S. " Just a House Call Away. Not Guided by Clock, Tyrone Pharmacist Always Ready to Help Customers, Feinds." The Atlanta Journal-Constitution. Living Section - M - 1. September 23, 2001.
3. " Everyone Is a Friend at This Pharmacy." St. Peterburg Times. Section 2D.November 13, 2006.
4. Personal Correspondence between Williams Kelly and Charles Hepler. July 13, 2010.

CHAPTER 2

주변인들이 생각하는 좋은 약사의 조건

What Pharmacists, Physicians, Nurses, and Pateint Think

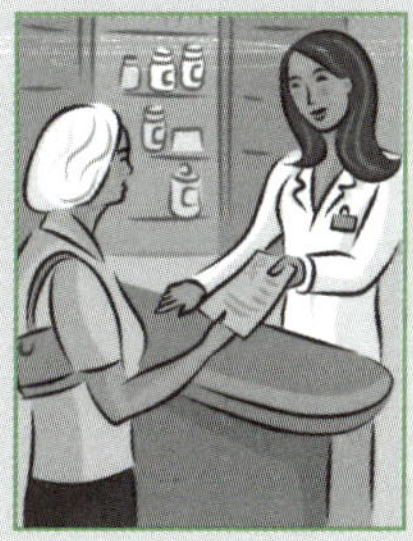

The Good Pharmacist

상당수의 응답자들은 '좋은 약사' 를

'평균적인 사람들보다

높은 수준의 도덕성을 지닌 사람' 으로

이해하고 있었다.

주변인들이 생각하는 좋은 약사의 조건

환자나 다른 헬스케어 전문가들의 입장에서 바라본 약사의 역할과 책임은 무엇일까? 지금까지 이러한 의문을 해결하기 위해 많은 조사가 행해졌다. 그중에는 약사 집단의 자체적인 필요에 의해 행해진 것도 있고, 제 3자의 주도로 행해진 것도 있다.[1-5]

이 장에서는 저자들이 약사, 의사, 간호사, 환자 집단을 대상으로 실시한 '좋은 약사의 조건은 무엇인가?' 라는 주제의 설문조사 결과를 소개하기로 한다.

설문의 내용

약사, 의사, 간호사, 환자들은 각각 '좋은 약사'의 특징, 덕목, 습관이 무엇이라고 생각할까?

설문의 목적

약사와 일상적으로 접촉하는 이해관계자 집단들의 마음 속에는 "환자 중심의 케어라는 공통의 목표를 실현하기 위해서 약사가 이러이러한 조건을 갖추고 있었으면 좋겠다"는 요망사항이 있을 것이다. 따라서 이러한 집단들을 대상으로 '좋은 약사'의 조건(특징, 덕목, 습관)을 무엇이라고 생각하는지를 조사해 보면, 약사가 지향할 바람직한 약사상을 정립하는 데 크게 참고가 될 것이다.

가설

각 집단별로 자신의 이해관계에 따라 '좋은 약사'의 조건을 다양하게 제시할 것이다. 또한 각 그룹의 응답 내용을 비교해 보면 공통점과 차이점을 발견할 수 있을 것이다.

방법론

'좋은 약사의 조건은 무엇인가?'라는 주제를 탐구하는 데 있어서, 우리는 추출된 표본에 의해 조사결과가 왜곡되는 것을 방지하기 위하여 다양한 방식으로 설문지를 배포하였다. 즉, 이메일과 웹을 통하여 불특정 다수의 대상자들에게 설문지를 배포하는 한편, 약국, 각 집단의 지역별 사무소(약사회, 의사회, 간호사회)와 정기모임 장소를 방문하여 참가자들과 직접 면담을 하기도 하였다. 우리는 이 과정에서 약사가 근무하는 장소(지역사회 약국, 약국 체인, 병원 등)를 구별하지는 않았다.

우리는 참가자들에게 '좋은 약사'가 갖추어야 하는 조건을 3개의 형용사로 표현하되, 중요한 순서로 나열해 달라고 요청했다. 그리고는 응답자들이 제시한 형용사들을 유형별로 구분하여 몇 개의 범주로 나누었다.

설문조사

설문지는 팩스, 이메일, 웹페이지를 통하여 참가자들에게 전송되거나 면담 장소에서 직접 전달되었다. 팩스와 이메일 설문지에 대한 답변은 팩스와 이메일로 각각 접수되었으며, 온라인 설문에 대한 응답은 실시간으로 저자들의 컴퓨터로 전송되었다. 한편 면담 장소에서 작성된 설문지는 면담자가 직접 수거하였다. 모든 데이터는 취합되어 집계 및 분석작업에 넘겨졌다.

표 2.1은 설문 참가자들을 각 집단 별로 나누어 보여 주고 있다. 설문작성을 완료한 응답자의 수는 총 111명이다.

표 2.1 각 집단 별 응답자 수

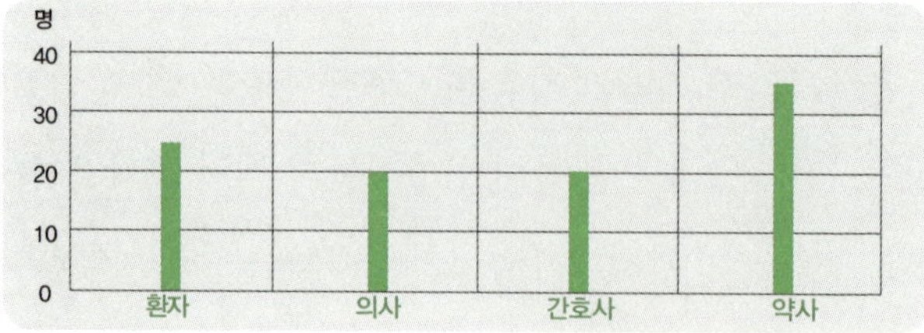

데이터 집계

우리는 MS Access프로그램을 이용하여 응답자들이 사용한 형용사들을 집계하고 분류했다. 흥미로운 것은 '좋은 약사'를 묘사하는 데 사용된 형용사의 수가 100개를 훌쩍 넘어선다는 것이다. 표 2.2는 각 집단 별로 사용한 형용사의 수를 보여 주고 있다.

분석

우리는 분석의 편의를 위해, 질적 분석기법을 이용하여 유사한 의미를 가진 형용사들을 하나의 그룹으로 묶었다. 우리는 이 과정에서 수사학자(rhetorician)들의 도움을 받았다.

표 2.2 각 집단 별로 사용한 형용사의 수

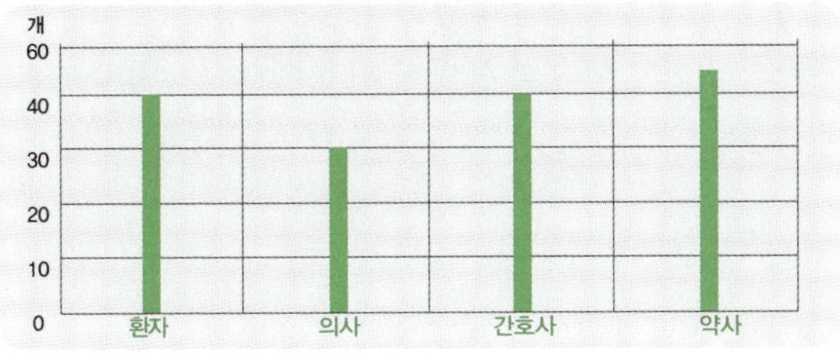

결과

분석 결과 '좋은 약사'를 표현하는 형용사는 크게 5가지의 분야로 나뉘어졌다. 우리는 각각의 분야에 대해 다음과 같은 제목을 붙였다.

1. 전문지식(expert)

2. 프로의식(professional)

3. 확고한 직업윤리(solid work ethic)

4. 강한 도덕성(strong moral character)

5. 환자지향적 마인드(patient- orientedness)

5개 분야 중 첫 번째와 두 번째 분야는 중복되는 감이 없지 않다. 또한 하나의 형용사가 2개 이상의 분야에 속할 수도 있다. 이제부터 이 다섯 가지의 분야에 대해 하나씩 설명하기로 한다. 이 다섯 개의 분야 사이에 중요도의 차이는 없다.

'좋은 약사'의 일반적인 조건

좋은 약사는 전문지식(expert)을 보유한 사람이다

상당수의 응답자들은 '좋은 약사'를 '전문지식을 보유한 사람'으로 이해하고 있었다. 전문지식이란 해당 분야에 대한 포괄적이고 권위있는 지식 및 기술을 말한다. (up-to-date, logical, smart, analytical, explanatory, expert, a teacher, clinically competent, intelligent, respected, evidence-based, knowledgeable, and current).

좋은 약사는 프로의식(professional)을 가진 사람이다

상당수의 응답자들은 '좋은 약사'를 '프로의식을 물씬 풍기는 사람'으로 이해하고 있었다. (team-oriented, leader, informative, well-spoken, collaborative, organized, professional integrity, good communicator)

좋은 약사는 확고한 직업윤리(solid work ethic)를 가진 사람이다

상당수의 응답자들은 '좋은 약사'를 '확고한 직업윤리를 가진 사람', 즉 열심히 일하는 것을 미덕으로 여기는 사람으로 이해하고 있었다. (careful, prompt, diligent, detail-oriented, informed, fast, accurate, meticulous, focused, efficient, hard-working, resourceful, precise, result-oriented, attentive, discerning, dedicated, thorough, aware, problem-solver, effective, timely, initiative)

좋은 약사는 강한 도덕성(strong moral character)을 가진 사람이다

상당수의 응답자들은 '좋은 약사'를 '평균적인 사람들보다 높은 수준의 도덕성을 지닌 사람'으로 이해하고 있었다. (mature, supportive, accessible, sense of humor, thoughtful, gregarious, warm, affable, pleasant, tenacious, joyful, nice, honest, dependable, judicious, personal, patient, responsible, considerate, conscientious, trustworthy, sincere, observant, inclusive, incorruptible, visionary, cautious, enthusiastic, good tempered, kind, friendly)

좋은 약사는 환자지향적 마인드(patient-orientedness)를 가진 사람이다

상당수의 응답자들은 '좋은 약사'를 '환자의 건강을 진심으로 걱정하고, 환자가 믿고 의지할 수 있는 사람'으로 이해하고 있었다. (polite, accessible, interactive, faithful, neighborhood-centric, contributing, straight forward, respectful, compassionate, approachable, non-judgmental, empathetic, listens, involved, visible patient-centered, concerned, helpful, understanding, courteous, responsive, available)

'좋은 약사'의 구체적인 조건

표 2.3은 각 그룹이 '좋은 약사'의 조건을 표현하는 데 사용한 형용사들을 빈도순으로 나열하고 있다. 전문지식(knowledgeable)과 공감, 배려, 동정(empathy, caring, compassionate)과 같은 단어들이 모든 그룹에서 상위에 랭크되어 있다는 점에 주목하라.

표 2.3에 제시된 정보들을 음미하면 약사, 의사, 환자, 간호사들이 '좋은 약사'의 조건을 무엇이라고 생각하는지에 대해 감을 잡을 수 있다. 네 그룹은 모두 '전문지식'을 '좋은 약사'가

표 2.3 각 집단들이 '좋은 약사의 조건' 으로 제시한 항목 (빈도순)

집단	항목(빈도순)
약사 (36명)	1. 공감, 배려, 동정
	2. 전문지식
	3. 커뮤니케이션 능력
	4. 헌신
	5. 인내
의사 (21명)	1. 전문지식
	2. 커뮤니케이션 능력
	3. 공감, 배려, 동정
	4. 양심
	5. 철저함
간호사 (27명)	1. 전문지식
	2. 공감, 배려, 동정
	3. 친숙함
	4. 세심함
	5. 정밀성 및 정확성
환자 (27명)	1. 전문지식
	2. 공감, 배려, 동정
	3. 세심함
	4. 정밀성 및 정확성
	5. 친숙함
종합 (총 111명)	1. 전문지식
	2. 공감, 배려, 동정
	3. 친숙함
	4. 정밀성 및 정확성
	5. 임상적 능력
	6. 커뮤니케이션 능력
	7. 세심함

되기 위한 최고의 조건으로 생각하고 있다. 그들은 또한 '공감, 배려, 동정'을 좋은 약사가 되기 위한 핵심조건으로 생각하고 있다. 이를 종합하면 좋은 약사란 '약에 관한 전문지식을 보유함과 동시에 환자의 건강과 복지를 진심으로 염려하는 사람'으로 정의할 수 있다.

요약

약사, 의사, 간호사, 환자들에게 좋은 약사가 되기 위한 조건이 무엇인지에 대해 물은 결과, 그들은 "좋은 약사는 전문지식, 프로의식, 확고한 직업윤리, 높은 수준의 도덕성, 환자지향적 마인드를 지녀야 한다"고 응답하였다.

Chapter Note

1. Robers, PA. "Job Stisfaction Among US Pharmacists". Am J Hosp Pharm. 1983, 40:391-399
2. Knapp, DA ; Knapp, DE;Evanson RV. "Determining the Role

of the Community Pharmacist." Am J Pharm Educ. 1965;29:274.

3. Barnett, CW and Kimberlin, CL "Job and Career Satisfaction of Florida Pharmacists"
4. Dessele, SP and Tipton, CL. "Factors Contributing to the Satisfaction and Performance Ability of Community Pharmacists: a Path Model Analysis." J Soc Admin Pharm. 2001 ; 18:15-23.
5. Mott, DA ; Doucette, WR ; Gaither, CA;Pedersen, CA;Schommer,JC. "Pharmacists' Attitudes Toward Worklife : Results From a National Survey of Pharmacists." J Am Pharm Assoc. 2004;44:326-336.
6. Patton, MQ. Qualitative Research & Evaluation Methods. Thousand Oaks : Sage Publications., 2002.

CHAPTER 3

좋은 약사가 갖춰야 할 핵심 자질

Key Qualities That Make Pharmacists "Good"

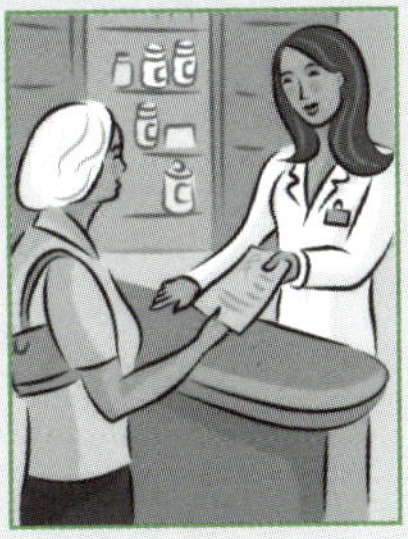

The Good Pharmacist

친절은 당신을 배반하지 않는다.

아무리 사소한 친절이라도

반드시 그 진가를 발휘한다.

좋은 약사가 갖춰야 할 핵심 자질

약사는 의사나 간호사와 마찬가지로 헬스케어의 도덕적 중심점에 서 있다.[1] '약사와 환자와의 관계'는 종종 '항공 승무원과 승객과의 관계'에 비교된다. 약사와 항공 승무원은 각각 고객의 건강과 안전을 책임지며, 약물 또는 비행기를 매개로 하여 고객과 전문적이고, 신중하고, 긴밀한 유대관계를 맺는다는 점에서 비슷한 위치에 있다고 할 수 있다. 그러나 약사는 항공 승무원과는 달리 환자와 매우 독특한 관계를 맺고 있는데, 양자를 구분짓는 가장 큰 차이는 관계의 지속성이라고 할 수 있다. 즉, 항공 승무원의 서비스는 승객이 목적지에 도착하여 트랩을 내려가는 순간 종료되지만, 약사의 서비스는 환자(또는 약사)의 삶이 다하는 날까지 영원히 지속될 수 있다.

> 환자와 약사의 관계는 다음과 같은 암묵적인 약속에 기초하고 있다 :
>
> "만일 당신(약사)이 이 약물을 안전하고 효과적으로 복용할 수 있도록 도와준다면, 나(환자)는 당신에게 적극적으로 협조함은 물론 무한한 존경과 신뢰를 보내겠습니다."
>
> - 윌리엄 N. 켈리

환자가 약사에게 원하는 것

환자는 약사가 의사의 처방대로 정확하게 약을 조제함은 물론, 환자를 존중하고, 인정하고, 중요하게 여겨 주기를 바란다. 특히, 대부분의 환자들은 약사가 약국의 문턱을 낮추고, 친근한 태도와 배려하는 자세를 보여 주기를 바란다. 배려(caring)는 좋은 약사가 되기 위한 필수요소 중의 하나이며, 약사와 환자의 효과적인 유대관계를 구축하기 위한 전제조건이다.[2]

'좋다'는 말의 의미는?

환자들이 "저 사람은 좋은 약사야!"라고 말할 때, '좋은(good)'의 의미는 약사에게 필요한 핵심적 요소, 즉 최고의 경지에 오른 약사가 지녀야 할 가치있는 덕목을 지녔다는 것을 의미한다. 좋은 약사는 지성과 감성을 겸비하고, 환자의 어려움을 외면하지 않는 성품을 가진 약사이다. 이러한 면에서 좋음(goodness)은 친절(kindness)이라는 덕목과 한 세트를 이룬다.

친절은 타인을 편하게 해 주고, 타인에게 불편을 끼치는 행위를 삼가는 것을 말한다. 친절한 약사는 위급한 환자를 돌보기 위해 법률의 자구(字句)에 얽매이지 않는다. 예컨대 토요일 오후에 약국에 찾아와 "혈압약이 다 떨어졌는데 깜빡 잊고 처방전을 받지 못했어요"라고 말하는 환자에게 월요일 아침까지 복용할 혈압약을 미리 지급하는 것은 위법이지만, '환자에게 친절을 베푼다'는 대의명분 하에서 충분히 용인될 수 있다. (단, 이 경우 그 환자가 해당 약물을 계속 복용해 왔고, 현재도 그 약물을 필요로 하며, 효능과 안전성이 확인되었다는 3가지 전제조건이 충족되어야 한다.)

> 친절은 당신을 배반하지 않는다. 아무리 사소한 친절이라도 반드시 그 진가를 발휘한다.
>
> \- 무명씨

우리는 2장에서 "좋은 약사의 조건은 무엇일까?" 라는 주제 설문조사 내용을 소개하고, '좋은 약사' 의 구체적인 조건을 7가지로 압축하여 제시한 바 있다. 그것은 전문지식, 배려, 친숙함, 정밀성 및 정확성, 임상적 능력, 커뮤니케이션 능력, 세심함이다. 이하에서는 이 7가지 조건에 대하여 좀더 자세히 설명하기로 한다.

전문지식

약학, 의학, 생물학 등에 관한 최고의 지식을 보유하고 이를 환자 케어에 적용하는 것은 모든 헬스케어 전문가 집단(약사, 의사, 간호사)이 공통적으로 지녀야 할 조건이다. 약사는 자신이 보유한 전문지식을 적절한 조제와 투약에만 사용해서는 안 된다. 약사는 전문지식을 활용하여 ① 환자의 질병, 건강상태, 약물 복용력을 파악하고(discovery), ② 환자가 약물을 안전하고 효과적으로 사용할 수 있도록 도와줘야 한다(counseling). 이러한 부가가치 서비스(value-added services)를 제공하지 않고 조제와 투약만을 반복하는 약사는 전문가가 아니라, '머리만 큰 조제 기술자(super pharmacy technician)' 에 불과하다.

> 지식은 그 자체만으로도 커다란 힘이 된다.
>
> \- 프란시스 베이컨,
> 영국의 경험주의 철학자(1561-1626)

약사가 자신의 지식을 부가가치 서비스에 활용하면 환자에 대한 책임을 더 잘 이행할 수 있다. '좋은 약사'와 '그저 그런 약사'의 차이점은 약사의 역할을 바라보는 그들의 시선에 있다. 즉, '좋은 약사'는 환자를 존중하며, "환자가 최대의 약효를 볼 수 있도록 돕는 것이 내 역할"이라고 생각한다. 이에 반해 '그저 그런 약사'는 "약을 조제하여 환자에게 교부하는 것으로 내 역할은 끝"이라고 생각하며, 환자와 추가로 상호작용할 필요성을 느끼지 않는다.

이상에서 살펴본 바와 같이 전문지식은 약사가 '좋은 약사'로 도약하기 위해 지녀야 할 가장 기본적인 조건이라고 할 수 있다. 그러나 환자들이 '좋은 약사'라고 할 때, 그들이 그리는 이미지는 단지 전문적 지식과 기술만을 갖춘 약사는 아니다. 그들의 머릿속에 아로새겨진 '좋은 약사'의 모습에는 배려, 친근함,

커뮤니케이션 능력, 세심함 등의 덕목도 포함된다.

배려(caring)

대부분의 환자들은 약사가 자신을 개인적으로 배려해 주기를 바라며, 약사와 긴밀한 인간관계를 맺고 싶어한다. 배려는 관심 또는 관대함과 일맥상통하며 이기심과는 상극이다. 배려심이 있는 약사는 약국의 문턱을 낮추고 환자에게 보다 가까이 다가간다. 환자에게 힘이 되어 주려고 애쓰며, 인내심을 갖고 진정한 유대관계를 맺으려 노력한다. 환자의 아픔을 내 아픔처럼 느끼고 그것을 치유하려고 애쓰는 마음은 측은지심(compassion)의 발로이다. 환자를 배려하는 약사는 환자의 마음을 변화시키고, 이로 인해 두 사람이 경험을 공유하게 되면 두 사람 사이에는 진정한 유대관계가 형성된다.

> 공감(empathy)은 인간관계를 변화시킨다.
>
> \- 피터 드러커,
> 미국의 경영학자(1909-2005)

'좋은 약사'는 환자를 배려한다. 배려는 약사가 갖추어야 하는 일상적 덕목 중의 하나이다. 그러나 불행하게도 많은 약사들이 '정확한 조제'와 '신속한 투약'이라는 강박관념에 사로잡혀 있다. 약사들의 마음 속에 환자를 배려하는 태도를 심으려면 어떻게 해야 할까?

모든 약국은 약사 1인당 (시간당, 일별, 주당, 연간) 조제 건수나 판매량에 대해 목표를 설정하고 있다. 그러나 '약사가 환자를 얼마나 배려했는가?'라는 문제에 대해서는 목표는커녕 이를 측정하는 수단조차 갖고 있지 않다. 약사의 실적을 평가할 때 '매출을 얼마나 올렸는지'를 평가하는 '수익성 기준'도 중요하지만, '환자를 얼마나 배려했는지'를 평가하는 '고객만족 기준'도 이에 못지 않게 중요하다. 고객만족 기준은 좋은 약사를 양성하는 데 큰 도움이 된다. 이러한 기준이 없이는 약사를 올바른 방향으로 이끌 수 없다.

친숙함 (friendliness)

좋은 약사는 환자를 잘 알고 환자의 이익을 위해 행동하는 것은 물론, 환자를 친숙하게 대한다. 친숙하게 대한다는 것은 - 마치 절친한 친구를 대하는 것처럼 - 환자와 공감대를 형성하고 그들을 깊이 이해하고자 노력한다는 것을 뜻한다. 일반적인 환자들은 친숙하게 대하는 약사를 알아보고 금세 반응을 나타내기 마련이지만, 항상 그런 것은 아니다. 기분이 언짢은 환자는 그 기분을 - 어떠한 형태로든 - 행동을 통해 표출한다(5장 참조). 그러나 좋은 약사라면 환자의 반응 여부에 개의치 않고 친숙함을 항상 유지하려 노력한다. 약사가 환자에게 제공할 수 있는 최선의 서비스는 맞춤식 서비스(personalized service)이다. 맞춤식 서비스는 환자와 약사와의 관계를 돈독히 하는 유일한 방법이며, 친숙한 약사는 언제든 맞춤식 서비스를 제공할 수 있는 준비가 되어 있다.

우리의 조사에 의하면, 환자들은 약사와 친숙한 관계를 맺고 싶어한다. 그러나 환자가 약사와 친해지려면, 먼저 약국의 문턱을 낮추고 약사의 접근성을 높여야 한다. 다시 말해서 약사가 환자의 사정거리 안에 있어야 한다. 약사가 카운터 뒤에 처박혀 있거나 컴퓨터에만 매달려 있다면, 환자가 접근할래야 접근할 수가 없다.

환자를 약사에게 다가오게 하려면 환자를 '뜨내기'로 취급하는 태도를 지양해야 한다. 환자에게 약만 달랑 건네주고 아무런 상호작용도 하지 않는 약사는 자신의 존재가치를 희석시키고 임무수행을 스스로 포기했다고밖에 볼 수 없다. 환자는 자신을 뜨내기 취급하는 약사를 알아본다. 이 경우 환자는 약사에게 마음을 열지 않고, 기본적인 정보만을 제공한다. 왜냐하면 환자는 약사를 친구처럼 생각하지 않고, 조립라인의 완제품 배출구로 생각하기 때문이다. 그러나 환자지향적 마인드를 지닌 친숙한 약사는 환자와의 상호작용을 통해 (병력과 약물복용력을 비롯한) 보다 다양한 임상정보를 얻어낼 수 있다. 환자의 임상정보는 환자를 단골고객으로 유치하여 장기적으로 케어하는 데 매우 중요하다.

정밀성 및 정확성(precision and accuracy)

정밀성과 정확성은 모든 약사가 추구하는 덕목으로서 조제 및 투약과정에서 매우 중요하다. 그러나 약물정보를 환자 또는 다른 헬스케어 전문가에게 전달하는 과정에서도 정확성이 요구된다. 약사회 차원의 지속적인 노력에도 불구하고 약화사고가 좀처럼 감소하지 않는 것은 정밀성 및 정확성을 담보하는 시스템에 근본적인 문제가 있기 때문이다. 모든 약사들은 안전성을 확보하기 위해 최선을 다해야 하며, 약학계 및 약사회 차원에서도 약화사고를 예방하기 위한 시스템을 개발하는 데 총력을 기울여야 한다.

약사의 정밀성과 정확성은 아무리 강조해도 결코 지나치지 않다.

임상적 능력(clinically competent)

임상적 능력이란 환자를 직접 케어할 수 있는 능력을 말한다. 현재 모든 약사들이 환자와 직접 대면하는 것은 아니다. 상당수의 약사들은 (자의에 의해서) 조제에만 전념하고 환자와 상호작용을 하지 않는다. 이와 관련하여, 설문조사에 참가한 4개의 집단 중 3개의 집단이 '임상적 능력'을 좋은 약사의 조건으로 꼽았다는 점에 주목할 필요가 있다. 외부의 헬스케어 전문가들은 환자와 직접 상호작용을 하지 않는 약사를 '반쪽 약사'라고 생각하는 것 같다.

커뮤니케이션 능력(a good communicator)

설문조사에 참가한 집단 중에서 의사와 약사들은 '커뮤니케이션 능력'을 좋은 약사가 갖춰야 할 중요한 기술로 꼽았다. 약의 기능, 가능한 부작용, 복용방법, 투약기구의 사용방법 등을 제대로 알지 못하는 환자는 심각한 위험에 빠질 수 있다. 따라서 약사는 환자와의 간단명료한 커뮤니케이션을 통해 중대한 문제가 발생하는 것을 사전에 예방해야 한다.

그러나 커뮤니케이션은 쌍방향으로 이루어져야 하며, 약사에 의해 일방적으로 주도되어서는 안 된다. 즉, '좋은 약사'는 환자에게 약물복용에 관한 정보를 전달함은 물론, 긴밀한 대화를 통해 환자의 걱정에도 귀를 기울이고 복약관련 문제점(MRPs: medication-related problems)을 파악해야 한다. 나아가 '좋은 약사'는 다른 헬스케어 전문가들과의 커뮤니케이션을 통해 환자에 관한 정보를 공유해야 한다.

> 약료(pharmaceutical care)는 한 명의 약사와 한 명의 환자 사이에서 1:1로 이루어지는 긴밀한 상호작용이다.[3]
>
> \- 신시아 라엘

약사와 환자의 커뮤니케이션이 성립하려면 먼저 환자가 약사에게 접근할 수 있어야 한다. 지역사회 약국의 경우, 약사와 환자의 커뮤니케이션이 이루어질 수 있는 절호의 기회는 처방전을 접수하여 처리할 때이다. 약사는 단순히 처방에 따라 조제만 할 것이 아니라, 질의응답과 상담을 통해 환자의 병력, 약물복용력, 기타 복약관련 문제점(MRPs)을 확인해야 한다. 물론 약사는 조제와 투약의 정확성에 대해 최종적인 책임을 부담하지만, 조제자업 자체는 훈련된(가능하면 자격증을 보유한) 보조원(technician)에게 위임할 수 있다. 많은 시간과 노력을 요하는 조제작업을 보조원에게 위임함으로써, 약사는 환자와의 대화에 보다 많은 시간을 투자할 수 있고 환자의 만족감과 순응도를 증가시킬 수 있다.

그러나 종합병원이나 기타 대형 의료기관의 경우, 약사들은 약제실 속에 파묻혀 조제만 담당할 뿐 환자와 직접적인 상호작용을 하지 않는 경우가 많다. 심지어 상당수의 환자들은 병원에도 약사가 존재한다는 사실조차 모르고 있다.[4] 그러나 어떤 상황에서든 약사와 환자의 직접적인 커뮤니케이션이 이루어지는 것이 바람직하며, 이왕이면 환자가 자신을 담당한 약사의 이름까지 기억할 정도로 긴밀한 커뮤니케이션이 이루어진다면 더 이상 바랄 것이 없겠다.

가장 이상적인 커뮤니케이션 모델은 약사가 약물치료를 받는 환자를 모두 만나는 것이다.[5] 이 경우 약사는 환자에게 자신의 신분을 밝히고 명함을 건넨 다음, 환자가 사용하게 될 약물에 대해 알아듣기 쉽게 설명하고 인쇄된 설명서를 제공할 수 있다.[6]

어떤 면에서 보면 '좋은 약사'는 '좋은 선생님'과 동격이라고 할 수 있다(4장 참조). '좋은 선생님'은 어려운 개념을 학생들의 다양한 눈높이에 맞추어 설명해 주고, 학생들이 진도를 따라오는지의 여부를 수시로 체크한다. '좋은 약사'의 경우도 이와 다르지 않다. 좋은 약사는 환자에게 약물의 정보 및 사용법을 알기 쉽게 설명해 주고, 새내기 약사나 미래의 약사(인턴 약사, 약대 실습생 등)에게는 롤플레잉을 통해 고차적인 개념을 체득하게 함으로써 '좋은 약사'의 길로 인도한다.

세심함(attentive)

설문조사에 참가한 집단 중에서 간호사와 환자들은 '세심함'을 좋은 약사가 지녀야 할 중요한 덕목으로 꼽았다. 웹스터 사전에 의하면, 세심함이란 '주의깊고, 관찰력이 뛰어나고, 타인을 배려하고, 상대를 존경하고, 헌신적이고, 사려깊음(paying attention, being observant, considerate, respectful, devoted, thoughtful)'을 의미한다. 이러한 의미에서 세심함은 충실함(faithful)과 짝을 이루는 덕목이라 할 수 있다. '좋은 약사'는 환자에게 가까이 다가가고, 환자의 신뢰를 얻고, 환자의 요구에 세심하게 반응함으로써 환자에게 충실할 수 있다.

환자에 대한 세심함이 빛을 발할 수 있는 분야는 OTC 약품의 구입과 관련된 상담 분야이다. 약사는 종종 다양한 OTC 약품 사이를 방황하며 어떤 약품을 골라야 할지 망설이는 고객을 목격한다. 그들은 머리를 긁적이며 본인이나 가족의 질환을 치료할 수 있는 OTC 약품을 찾는다. 이러한 상황에서 카운터 뒤에서 묵묵히 팔짱을 끼고 있거나 컴퓨터 모니터에 시선을 고정시키고 있는 약사는 '좋은 약사' 라고 할 수 없다. 세심한 약사라면 즉시 카운터를 박차고 나가, 환자가 적절한 OTC 약품을 선택할 수 있도록 상담을 해 줘야 한다. 상황이 심각하다고 판단되는 경우에는 의사의 진료를 받아 보라고 조언할 수도 있다.

> 야단법석을 떨거나 자기를 내세우지 않고 상대방을 세심하게 배려하는 사람은 많은 이들의 신망을 얻는다.
>
> \- 손튼 윌더
>
> 미국의 작가(1897-1975)

요약

우리의 설문조사에 참가한 약사, 의사, 간호사, 환자들은 좋은 약사가 갖춰야 할 조건으로 전문지식, 배려, 친숙함, 정밀성 및 정확성, 임상적 능력, 커뮤니케이션 능력, 세심함을 들었다. 이 모든 조건들은 환자를 보다 잘 케어하는 데 필요한 것들이다. 기업에게는 고객이 왕인 것처럼 약사에게는 환자가 왕이다. 한편 약사는 환자 사이에 차별을 두어서는 안 된다. 오랫동안 케어해 온 환자든, 약국에 처음 발을 들여놓은 환자든 소중하기는 마찬가지다.

Chapter Note

1. Peelegrino, ED and Thmasma, DC. The Virtues in Medical Practice. Chapter 3-Medicine as a Moral Community. Osford University Press. New York, 1993.
2. Berger BA. "Building an Effective Therapeutic Alliance : Competence, Trustworthiness, and Caring." Am J Health-Syst Pharm. 1993;50:2399-2403.
3. Raehl CA. "One Patient, One Pharmacist." Am J Hosp Pharm.

1994;5451:1928-1930.

4. Chrymko, MC, and Kelly, WN. "Are There Really Pharmacists in Health-Systems? Am J hOSP pHARM. 1989;46:2000-2001
5. Zellmer, WA. Let's Talk. The Conscinece of a Pharmacist. American Society of Health-System Pharmacists. Bethesda, MD, 2002. Pages 101-102.
6. Zellmer, WA. Improving the Image of Pharmacists. The Conscience of a Pharmacist. American Society of Health-System Pharmacists. Bethesda, MD, 2002. Pages 97-106.

CHAPTER 4

좋은 약사에게 듣는다

What " Good Pharmacists" Tell Us

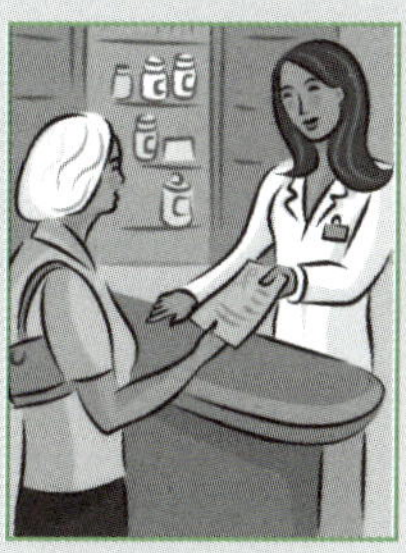

The Good Pharmacist

약학은 차가운 '과학' 이 아니라,

인간의 따스한 숨결이 묻어나는 '예술' 이다

좋은 약사에게 듣는다

우리는 설문지의 끝부분에 "귀하가 지금껏 만나 본 '좋은 약사'의 이름을 적고, 어떤 면에 매료되어 그분을 '좋은 약사'로 생각하게 되었는지 간략히 설명해 주세요"라는 항목을 첨가하였다. 그리고는 설문 참가자들의 응답내용을 면밀히 분석하여 11명의 약사를 선정한 다음, 그들에게 일일이 전화를 걸어 "좋은 약사로 선정된 비결이 뭐라고 생각하세요?"라고 물었다. 좋은 약사들이 말하는 '좋은 약사가 되는 비결'은 다음과 같다:

제럴드 브릭스 약사

- 거주지: 캘리포니아주 헌팅톤비치
- 학위: 약학사
- 학력: 1968년 워싱턴 주립대 졸업
- 멘토: 윌리엄 스미스(Ph.D., 팜디)

"내가 약사로 성공한 것은 'SPIRIT'라는 원칙을 지켰기 때문이라고 생각합니다. SPIRIT는 두문자어(acronym, 단어의 이니셜을 따서 만든 말)인데, 여기서 S는 전문화(specialized)를 의미합니다. 약에 관련된 전문지식을 습득한 것이 나를 좋은 약사로 만든 밑거름이 되었다고 생각합니다.

P는 문제점(problems) 파악을 의미합니다. 환자의 복약 관련 문제(MRPs)를 파악하는 것은 약사가 해야 할 일이 무엇인지를 깨닫는 기회가 됩니다. 첫 번째 I는 관여(involvement)를 의미합니다. 나는 환자의 케어에 직접 관여하고, 환자의 걱정을 덜어 주기 위해 노력합니다. R은 연구(research)를 의미합니다. 나의 연구 주제는 임상경험에서 나오기 때문에, 연구 결과의 활용도가 매우 높습니다. 두 번째 I는 확인된 문제(identified problems)에 대해 환자에게 해결책을 제시하는 것을 의미합니다. 마지막으로,

T는 가르침(teaching)을 의미합니다. 나는 환자에게 적절한 복약 지도를 하는 것은 물론, 후배 약사들에게 좋은 임상약사가 되는 방법을 가르치기도 합니다."

- 특징(이미지) : 전문가, 선생님
- 덕목: 환자에게 도움이 되고자 노력함
- 습관: 문제해결

브래드 쿠퍼 약사

- 거주지: 펜실베이니아주 에리
- 학위: 팜디(Pharm.D.)
- 학력: 1984년 퍼듀 대학 졸업
- 멘토: 주디 제이코비(팜디)

"나는 일찍이 멘토에게 '환자에게 많은 관심을 쏟아라'는 가르침을 받았습니다. 나의 멘토는 일과시간에 환자들에게 많은 관심을 쏟는 것은 물론, 때로는 퇴근 후 집에 돌아가서까지 환자에 대해 많은 것을 생각했습니다. 나는 의사나 간호사와 긴밀한 관계를 맺고, 그들이 제기하는 많은 이슈들을 함께 의논합니다. 나는 환자들이 가능한 한 많은 보살핌을 받기를 원합니다."

- 특징: 진실함
- 덕목: (환자에게) 충실함, 공정함
- 습관: 책임감

세실리 디피로 약사

- 거주지: 사우스캐롤라이나주 찰스톤
- 학위: 팜디
- 학력: 1995년 조지아 주립대학 졸업
- 멘토: 러스티 메이(팜디)

"나는 환자 케어에 많은 시간을 할애합니다. 나는 먼저 환자의 요구사항을 파악하고, 문제를 검토한 다음 내게 맡겨진 임무를 실행합니다. 환자를 잘 배려하는 것은 내게 매우 중요합니다. 그렇게 함으로써 환자들이 나를 신뢰할 수 있으니까요. 나는 환자들의 요구사항이 충족되고 그들의 문제가 해결되었는지를 체크합니다. 나는 환자들과 충분한 시간을 갖기 위해 노력하고, 그들에게 약물정보를 알려주고 복약지도 하는 것을 좋아합니다. 환자들은 나를 전폭적으로 신뢰합니다. 나는 매일 웃는 얼굴로 약국에 출근하여 웃는 얼굴로 약국 문을 나섭니다."

- 특징(이미지): 선생님
- 덕목: 배려, 충실함, 긍정적 자세
- 습관: 문제해결

엘리 과달루페 약사

- 거주지: 테네시주 내슈빌
- 학위: 약학사(BS Pharm)
- 학력: 1993년 샘포드 대학 졸업
- 멘토: 데이비드 페렐 그레고리(팜디)

"나는 환자 앞에서 겸손하게 행동합니다. 나는 환자를 존중하고, 내가 대우받고 싶은 만큼 환자를 대우합니다. 나는 시간을 내어 환자의 질문에 꼬박꼬박 답해 주고, 바로 대답할 수 없는 경우에는 자료를 찾아 보거나 다른 전문가들에게 문의하여 추후에 알려 줍니다. 나는 전문가라는 핑계로 궂은일을 회피하지 않으며, 환자에게 도움이 되는 일이라면 무엇이든 합니다."

- 특징(이미지): 선생님
- 덕목: 존중, 인내, 충실
- 습관: 꾸준함

리처드 매니 약사

- 거주지: 플로리다주 탬파
- 학위: 팜디
- 학력: 1984년 텍사스 대학 졸업
- 멘토: 시드 프리드젠(약학사)

"나는 환자의 교사(teacher)이자 옹호자(advocate)를 지향합니다. 나는 환자의 손을 잡고 그들의 말을 경청합니다. 나는 환자와 함께 시간을 보내기 위해 항상 마음의 문을 열어놓고 있습니다. 나는 환자를 신뢰하며, 약사의 존재가치를 믿습니다. 나는 환자를 관찰하여 환자가 필요로 하는 것이 무엇이며, 복약관련 문제점(MRPs)이 무엇인지를 찾아냅니다. 나는 환자의 지엽적인 모습에 매달리지 않고 전체적인 상태(whole patient)를 파악하려고 애씁니다. 나는 환자의 문제를 찾아 해결해 주었을 때 가장 큰 희열을 느낍니다."

- 특징(이미지): 선생님
- 덕목: 친절, 충실
- 습관: 상대방의 말을 경청함, 문제해결

레이 마크롬 약사

- 거주지: 테네시주 맨체스터
- 학위: 팜디
- 학력: 1972년 테네시 대학교 졸업
- 멘토: H.D. 마크롬(RPh)

"모든 환자들은 소득, 사회적 지위, 인종에 관계 없이 동등하게 대우받아야 합니다. 환자는 항상 최고의 케어를 받을 권리가 있으며, 나는 그들의 친구가 되기를 원합니다. 나는 또한 불편한 환자를 대신하여 의사에게 연락을 해 주는 등, 환자를 위한 추가 서비스를 기꺼이 제공합니다. 직장에 일찍 출근하느라 시간이 없는 환자를 위해 아침 일찍 약국 문을 열기도 합니다. 약사는 환자를 섬기는 자세를 가져야 합니다. 나는 환자의 인생을 변화시키고 싶습니다. 약학은 차가운 '과학'이 아니라, 인간의 따스한 숨결이 묻어나는 '예술'이라고 생각합니다."

- 특징(이미지): 종복(servant)
- 덕목: 존중, 배려, 친숙함
- 습관: 책임감

멜리사 솜마 맥기브니 약사

- 거주지: 펜실베이니아주 피츠버그
- 학위: 팜디
- 학력: 1998년 피츠버그 대학교 졸업
- 멘토: 조지프 벡텔(RPh)

"나는 환자에게 최우선권을 둡니다. 환자의 말을 경청하는 것은 약사의 중요한 기술인 동시에, 개국약사의 필수적인 덕목입니다. 나는 - 설사 그것이 약이 아닐지라도 - 환자에게 필요한 것이 무엇인지를 파악하기 위해 노력합니다. 약사는 필요한 경우 환자를 다른 헬스케어 전문가에게 소개해 줘야 합니다. 나는 다른 약사들은 물론, 의사, 간호사들과도 친밀한 관계를 유지합니다."

· 특징(이미지): 매개자

· 덕목: 존중, 배려

· 습관: 책임감, 경청, 문제해결

테니 모스 약사

· 거주지: 사우스캐롤라이나주 플로렌스

· 학위: 약학사

· 학력: 1972년 사우스캐롤라이나 의대 졸업

· 멘토: 허만 콕스(약학사)

"약사는 모든 환자들과 상담해야 하며, 이 과정에는 교육적인 면이 포함됩니다. 나의 1차 목표는 '좋은 선생님'이 되는 겁니다. 그래서 나는 환자들이 자신이 복용하는 약물에 대해 확실히 알도록 하기 위해 많은 시간을 할애합니다. 약사는 환자에게 충실해야 할 책임이 있습니다. 나는 내게 맡겨진 일을 잘 하기 위해 최선을 다합니다. 한편 나는 후배약사들에게 환자를 케어하고 환자의 문제를 해결해 주는 방법을 가르칩니다. 나는 종종 의사들에게 환자별 맞춤처방(prescription customized for patients)을 강조하는데, 의사들의 반응이 매우 좋습니다."

- 특징(이미지): 선생님, 전문가
- 덕목: 충실, 인내
- 습관: 책임감, 문제해결

셰일라 네이만 약사

- 거주지: 뉴욕주 브루클린
- 학위: 약학사
- 학력: 1980년 롱아일랜드 대학교 졸업
- 멘토: 리처드 블룸(MD)

"나는 환자가 안도감을 느끼도록 각별히 신경을 씁니다. 나는 약사의 존재이유가 환자의 안전을 지켜 주는 것이라고 생각합니다. 내가 이런 생각을 갖게 된 것은 지역사회 약사로 일할 때부터이며, 병원 약사로 근무하고 있는 지금도 이러한 생각에는 변화가 없습니다. 나는 또한 환자와 접촉하는 것을 좋아합니다. 나는 항상 '나는 환자를 좀더 잘 보살필 수 있다' 고 생각해 왔습니다. 일부 환자들은 아무도 돌봐 줄 사람이 없어, 보다 많은 관심과 시간이 필요합니다. 내가 근무하는 병원은 오갈 데 없는 환자들이 마지막으로 찾는 곳입니다. 나는 모든 환자들을 세심하게 돌보고 그들에게 희망을 주고자 노력합니다."

- 특징(이미지): 선생님, 전문가
- 덕목: 충실, 인내
- 습관: 책임감

프란시스 언레인 약사

- 거주지: 캔자스주 플레인빌
- 학위: 약학사

· 학력: 1951년 캔자스 대학교 졸업

· 멘토: 찰리 하크니스(RPh)

"나는 약을 필요로 하는 사람들을 모두 보살피며, 약물 복용과 관련된 조언을 제공합니다. 나는 환자들에게 약을 복용해야 하는 이유를 설명해 줍니다. 왜냐하면 의사들은 환자들에게 일일이 복약지도를 해 줄 시간이 없기 때문입니다. 환자들은 나에게 의존하고 나를 신뢰합니다. 나는 환자들의 친구입니다. 나는 약국의 문을 활짝 열어 놓고 그들의 요구사항에 귀를 기울입니다. 나는 거동이 불편한 노인들에게 약을 배달해 주기도 합니다. 많은 환자들은 나를 '박사님' 이라고 부릅니다."

· 특징(이미지): 선생님

· 덕목: 배려, 충실, 친근

· 습관: 봉사

에이프릴 배니스 약사

· 거주지: 조지아주 애틀랜타

· 학위: 약학사

· 학력: 1997년 조지아 대학교 졸업

· 멘토: 메리 앤 호킨스(팜디)

"나에게는 환자가 최우선입니다. 나는 환자를 돕는 것을 즐기며, 이 일에 내 인생을 겁니다. 나는 환자의 생활을 바꾸는 것에 큰 보람을 느낍니다. 나는 환자에게 보다 많은 관심을 기울이고 보다 나은 케어를 제공하기 위해 노력합니다. 나는 환자들이 좀더 편안해지기를 바라기 때문에, 모든 환자들에게 시간을 할애합니다. 약사로 일하려면 진실한 마음으로 환자를 배려하는 자세가 필요합니다."

· 특징(이미지): 헌신, 봉사

· 덕목: 도움, 배려, 인내

· 습관: 세심함

이상에서 살펴본 바와 같이, 좋은 약사들이 생각하는 '좋은 약사의 비결'은 기술(efficiency)이나 효율(efficiency)이 아니라, 공감(empathy), 친절(kindness), 자애로움(gracious ness)이다. 좋은 약

표 4. 1 좋은 약사들이 말하는 좋은 약사의 비결

순위	특징(이미지), 덕목, 습관	빈도
1	배려	6
1	충실	6
1	선생님	6
4	책임감	5
5	문제해결	4
6	존중	3
6	인내	3
8	전문가	2
8	경청	2
8	도움	2
8	봉사	2

사들이 언급한 특징, 덕목, 습관들을 빈도 별로 나열해 보면 표 4.1과 같다.

한편 응답자들이 거론한 '좋은 약사의 조건'은 표 4.2와 같다 (2장 참조).

표 4.1과 표 4.2를 비교해 보면, '좋은 약사'들은 전문지식, 공감/배려/동정, 친근함, 정밀성 및 정확성, 임상적 능력, 커뮤니케이션 능력, 세심함 이외에도 '환자에 대한 책임감', '문제해결', '환자 및 후배 약사에 대한 교육'을 중시한다는 것을 알 수 있다. 그런데 표 4.1에서 '전문지식'과 '커뮤니케이션 능력'이 빠진 이유는 무엇일까? 혹시 약사들이 전문지식과 커뮤니케이션

표 4. 2 **설문 참여자들이 말하는 좋은 약사의 조건**

순위	특징(이미지), 덕목, 습관	빈도
1	전문지식	54
2	공감, 배려, 동정	35
3	친숙함	14
4	정밀성 및 정확성	13
5	임상적 능력	12
6	커뮤니케이션 능력	10
6	세심함	10
8	양심	7
9	도움	5
10	친절	5

능력을 소홀히 하고 있는 것은 아닐까? 그렇지는 않다. 이는 아마도 약사들이 이 두 가지 항목을 너무나 당연히 여겨 굳이 언급할 필요를 느끼지 않았기 때문인 것으로 생각된다.

요약

좋은 약사들은 스스로를 '환자를 배려하는 사람', '충실한 사람', '교육자', '책임감 있는 사람', '문제 해결자'라고 생각한다. 요컨대, 그들은 '임상적 능력이 뛰어나고, 환자의 건강을 염려하는 사람', 한 마디로 말하면 '환자중심의 케어를 실천하는 사람'이라고 정의할 수 있다.

CHAPTER 5

환자 중심의 케어

Visible Patient - Centered Care

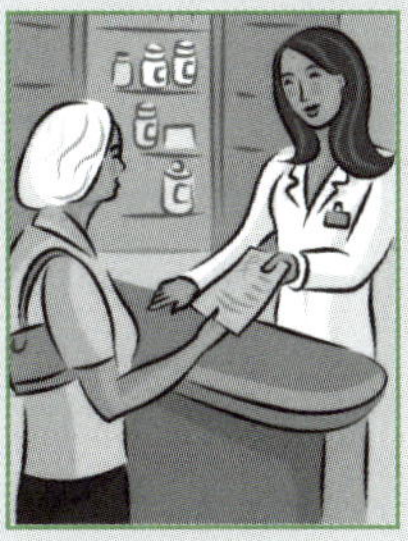

The Good Pharmacist

'환자 중심의 케어'는 치료의 결과는 물론

치료의 과정까지도 고려할 것을 요구한다

환자 중심의 케어

설문조사 결과를 종합하면, 모든 사람이 바라는 '좋은 약사'의 특징은 '환자 중심의 케어'라는 말로 집약된다. 이 장에서는 '환자 중심의 케어'란 무엇이고, 이를 실천하기 위해서는 어떻게 해야 하는지에 대해 좀더 깊이 생각해 보기로 하자.

환자 중심의 케어란 무엇인가?

헬스케어 증진 연구소(IOM: Institute of Healthcare Improvement)

에 의하면, 환자 중심의 케어는 "환자를 헬스케어의 중심에 두고, 환자의 문화적 전통, 개인적 선호와 가치, 가족상황, 라이프스타일을 고려하여 환자를 치료하는 시스템"으로 정의된다. 이러한 시스템 하에서는 환자와 가족이 의료진(의사, 약사, 간호사)과 함께 헬스케어팀을 구성하여, 임상적 의사결정(clinical decision making) 과정에 동등한 자격으로 참여하게 된다.

의료진이 중심이 되는 전통적 케어 시스템 하에서는 의료진이 환자의 생사여탈권을 손에 쥐고 모든 권한을 행사했으며, 환자는 수동적으로 의료진의 지시에 따르기만 하면 되었다. 그러나 환자를 중심으로 하는 새로운 케어 시스템 하에서는, 의료진이 자가치료(self-care) 및 모니터링과 관련된 중요한 책임을 환자에게 넘기고, 환자가 이러한 책임을 스스로 수행할 수 있도록 도와주는 역할을 하게 된다.

'환자 중심의 케어' 시스템은 환자를 존중하고 다양한 의료진 간의 의사소통을 중시하며, 헬스케어 환경의 조화와 효율성을 강조한다. '환자 중심의 케어'의 가장 큰 장점은 불필요하거나 바람직스럽지 않은 진료를 감소시킬 수 있다는 점이다.[1]

이상의 정의(定義)가 너무 길고 지루하다고 느끼는 독자들을 위하여 환자 중심의 케어를 보다 간단하게 정의한다면, "환자에게 초점을 맞추어 환자의 참여를 중시하고 환자의 관점을 고려하며, 환자의 수요와 기호에 따른 맞춤 서비스를 제공하는 것"이라고 할 수 있다. 또한 환자 중심의 케어는 가시적(visible)이고 측정 가능(measurable)해야 한다.

최근 환자들 사이에서는 의료진의 경력이나 명성보다는 의료의 품질을 중시하는 트렌드가 형성되고 있다. 많은 환자들은 의사의 이름이나 직책보다는 실력을 중시하며, 의사의 실력은 능숙한 치료기술과 치료의 효과에 근거하여 측정된다. 그러나 '환자 중심의 케어'는 여기에서 한걸음 더 나아가, 치료의 결과는 물론 치료의 과정까지도 고려할 것을 요구한다. 즉, 헬스케어의 주인공은 환자이기 때문에, 환자들은 의사에게 양질의 의료서비스를 제공받기를 원하는 것은 물론, 치료 과정에서 인간적인 대우를 받고 싶어한다.[2]

> 임상가(clinician)의 필수적인 덕목 중의 하나는 인간성(humanity)에 관심을 갖는 것이다. 환자는 인간이며, 환자를 제대로 케어하려면 환자를 인격적으로 대우해야 한다.
>
> \- 프란시스 웰드 피바디, MD[3]

'환자 중심의 케어'는 조만간 헬스케어 분야의 대세로 자리 잡을 것이다. 한 연구에 의하면, "환자를 치료하는 과정에서 환자의 욕구(needs)와 선호(preferences)를 반영할 경우, 헬스케어 서비스에 대한 환자의 만족도가 증가할 뿐 아니라, 치료의 결과에도 긍정적인 영향을 미친다"고 한다.[4]

환자의 심정

의료기관을 찾은 환자들은 겁에 질려 있는 경우가 많다. 환자의 두려움은 과거의 안 좋은 경험 때문일 수도 있지만, 의학지식이 부족한 상태에서 전문가 앞에 서다 보니 심리적으로 위축되어 있기 때문인 경우가 대부분이다. 이러한 상태에서 헬스케어 전문가가 낯선 의학용어를 구사한다면 환자의 혼동과 당황은 극에 달할 것이다. 당황한 환자들은 몸 둘 바를 모르고 전문가에게 더욱 의존하게 된다.

그러나 대부분의 헬스케어 전문가들은 자신과 환자 사이에 존재하는 커뮤니케이션의 갭을 인식하지 못 한다. 대부분의 전문가들은 자신이 직접 환자가 되어 보기 전에는 환자의 고통과 의료제도의 불편함을 이해하지 못 한다.[5]

한편 상당수의 환자들은 약을 제대로 복용하지 않는다. 일부 환자들은 심각한 약물 부작용을 겪으면서도, 그것이 약과 연관되어 있다는 것을 모르기 때문에 약을 계속 복용한다. 심지어 자신이 복용하는 약의 이름을 모르는 환자들도 있다. 어떤 환자들은 자신이 왜 약을 복용해야 하는지를 모르는 경우도 있는데, 이는 의사가 다른 환자에게 정신이 팔려 챙겨 주지 못했거나, 약사가 처방전을 처리하는 데 바빠 이야기해 주지 않았거나, 약사가 복약지도를 소홀히 했기 때문이다.

환자가 원하는 것

약사는 환자의 심정을 이해하고자 노력해야 한다. 〈의사 (the Physician)〉라는 영화에서 흉부외과 의사로 출연한 윌리엄 허트는 레지던트들에게 다음과 같이 말했다: "환자들은 공포와 절망에 휩싸여 우리에게 모든 것을 맡긴다. 하지만 내가 아무리 자세히 설명하더라도, 너희들이 직접 아파 보기 전에는 환자의 마음을 이해할 수 없을 것이다."[6]

> 밀림의 왕 사자도 상처를 입으면 울부짖는다.
>
> \- 랜디 포시[7]

헬스케어 전문가들은 고객 친화적(customer-friendly)으로 행동하지 못 하는 경우가 많다. 그들은 전문용어를 매우 빠른 속도로 구사하는데, 환자들은 의료진이 뜻 모를 이야기를 할 때 괜한 두려움을 느낀다. 헬스케어 전문가들이 주고받는 말들은 본인들에게는 익숙할지 몰라도, 평균적인 사람들에게는 낯설기만 하다.

환자들은 '옷을 벗으라'는 지시를 받거나, 프라이버시에 속하는 사항에 대해 질문을 받을 때 당황하기 쉽다. 일부 환자들은 헬스케어 전문가의 위세에 압도되어 꿀먹은 벙어리가 되기도 하는데, 이런 경우에는 환자와 헬스케어 제공자 간의 의사소통이 차단되어 제대로 된 치료를 받을 수 없다.

환자들은 제각기 다른 문화적 배경을 갖고 있으며, 질병과 치료에 대해 다양한 태도를 취한다. 환자들 중에는 수동적이거나 순응적인 사람이 있는가 하면, 요구사항이나 질문사항이 많은 사람도 있고, 심지어 의료진에게 대드는 환자들도 있다. 그러나 대부분의 환자들은 - 정도의 차이는 있지만 - 질병을 앓고 있으며, 근심에 싸여 의료진의 도움을 간절히 바라고 있다는 점에서는 동일하다. 겉으로 태연해 보이는 환자들일지라도 자신이 복용하는 약물(처방약과 OTC 약품 포함)이 무엇이며, 왜 그것을 먹어야 하는지에 대해 궁금증을 갖고 있기 마련이다.

대부분의 환자들은 자신의 건강에 대해 설명을 듣기를 원하며, 자신의 운명을 스스로 통제하고 싶어한다. 그리고 하나의 인간으로 대접받기를 원한다. 그들은 헬스케어 전문가들과의 대화를 통해 자신의 질병을 보다 잘 이해하고 싶어한다. 그들은 헬스케어 전문가들이 자신을 배려해 주고, 최선을 다해 치료해 주기를 바란다. 의료진은 환자들을 이해시키고 확신시키고 교육시킴과 동시에, 그들을 자신의 치료과정에 참여시킬 의무가 있다.

모든 환자는 병원과 약국에서 마주치는 모든 전문가들에게 다음과 같은 5가지 사항을 요구할 권리가 있다 :

1. 내 목숨을 살려 주세요
2. 내 통증을 치료해 주세요.
3. 나를 도와 주세요.
4. 나를 기다리게 하지 말아 주세요.
5. 치료비가 많이 나오지 않게 해 주세요.

- 도널드 버윅, MD[8]

약사의 역할 변화와 '약료' 개념의 등장

미국의 경우 약사의 역할은 몇 가지 단계를 거쳐 진화해 왔다. 약사의 역할모델이 변화해 온 역사적 과정을 간단히 살펴보면 다음과 같다.

조제

최초의 약사들은 약제상(apothecary)이라고 불렸으며, 자연에서 유래하는 물질을 혼합하여 팅크(tincture), 시럽, 차, 크림, 연고, 좌약, 캡슐 등으로 만드는 일을 했다. 이 시기의 약품들은 일종의 주문생산품(custom-designed pharmaceutical products)이었다. 약사들은 처방전에 의거하여 원료(천연물질)를 정확하고 세련된 솜씨로 가공하여 완제품으로 만들었다.

> 1920년대에는 미국의 약국에서 처리되는 처방전의 80%가 천연물질을 혼합하는 지식과 기술을 필요로 했다.[9]

투약과 복약지도

제약회사들에 의해 약품이 대량생산되기 시작하면서, 약사가 원료를 혼합하여 약품을 만드는 일은 점차 줄어들었다. 1960년대 초반에는 의사가 처방하는 대부분의 약품을 제약회사들이 만들게 되었는데, 이에 따라 약사의 역할은 조제에서 투약 및 복약지도로 바뀌게 되었다. 이와 동시에 의료비를 부담하는 제 3자(의료보험 회사)가 등장하면서 서류작업이 증가하게 되었는데, 이는 약사와 환자의 상호작용을 저해하는 요인으로 작용하였다.

> 환자의 복약순응도와 안전이 초미의 관심사로 대두되면서, 복약지도가 약사의 핵심역할로 떠오르고 있다.
>
> \- 도널드 C. 브로디, Ph.D.[10]

임상약학

1960년대에 들어 약학대학과 일부 약사들이 임상의 중요성을 강조하면서, 조제실을 박차고 나와 환자 앞에 서는 약사들이 늘어났고, 이는 임상약학의 탄생으로 이어졌다.[11] 임상약사들은 의사의 약물선택을 조언하고, 약물의 전문가(drug expert)로 자리 잡았다. 1960 ~ 1980년에는 많은 약사들이 팜디(Pharm.D.) 학위를 취득하고 레지던트 과정을 이수한 뒤, 주로 병원과 민간의료보험사(예: HMOs)에서 임상약사로 활동하였다.

초기 임상약사들의 역할은 진료팀(patient care unit)에 합류하여 의사가 약물을 처방할 때 약물선택, 용량, 투여 기간 등에 관해 조언을 하고, 환자의 복약순응도와 약물의 효과를 모니터링하는 것이었다. 의사와 간호사들은 임상약사가 진료팀에 합류하는 것이 그들 자신은 물론 환자에게도 득이 된다는 것을 이해하기 시작했다. 그러나 이때까지만 해도 환자를 직접 케어하는 임상약사는 드물었다.

> 나는 임상약사가 약물요법의 전문가라고 생각한다. 왜냐하면 임상약사는 약물의 효과, 작용기전, 부작용, 약물 상호작용에 관한 전문지식을 보유하고 있기 때문이다.
>
> \- 도널드 E. 프랭크, Dsc[12]

약료(pharmaceutical care)

1989년 플로리다 주립대학교 약학대학의 헤플러(Hepler)와 스트랜드(Strand) 교수는 "자아실현을 추구하고 전문가로 인정받기를 원하는 약사의 열망을 반영하여, 임상약학의 개념을 바꾸어야 한다"고 주장하였다.[13] 그들은 약사들에게 "약물로 인한 부작용을 예방하는 것이 약사의 첫 번째 책임이라는 사실을 받아들이라"고 촉구했다. 그들은 또한 "제대로 된 임상 서비스를 제공하기 위해서는 임상약학 지식을 적용하는 것만으로는 부족하며, 실무와 조직을 이끌어 나갈 수 있는 철학적 바탕이 필요하다"고 강조했다. 헤플러와 스트랜드가 내세운 '철학적 바탕'은 약료라는 개념으로 구체화되었다.

> 약료를 실천하면 치료의 실패나 약물 부작용을 예방할 수 있다. 약료는 조제나 단순한 약물판매 보다 훨씬 가치 있는 활동이다.
>
> - 찰스 D. 헤플러, Ph.D. & 린다 M. 스트랜드, Ph.D.[14]

헤플러와 스트랜드에 의해 약료라는 개념이 제시된 후, "약사의 임무는 약료를 제공하는 것"이라는 공감대가 급속히 형성되었다. 이와 함께 약료의 개념도 정비되어, "약료란 '환자의 삶의 질 향상'이라는 궁극적 목표를 달성하기 위해 약물요법을 책임있게 제공하는 것"이라는 정의가 탄생하였다.[13]

종래에는 환자를 돌보는 행위(caring)가 의사와 간호사에게만 해당되는 기능으로 간주되었으며, 약사에게는 왠지 생소한 개념으로 받아들여졌던 것이 사실이다. 그러나 이제 환자 케어는 약료의 핵심적인 부분으로 자리잡았다. 하지만 약료가 도입된지 어느덧 20여 년이 흘렀음에도 불구하고, 상당수의 약사들이 환자와 직접 대면하지 않고 조제와 투약에만 매달리고 있다. 환자와 상호작용을 하지 않으면 약료의 기회를 상실하게 되며, 이는 약사이기를 스스로 포기하는 것이나 마찬가지다.

환자와 약사의 관계

'좋은 약사'가 되려면 환자와 긴밀한 인간관계를 맺는 것이 급선무다. 환자와 약사의 관계는 배려와 신뢰를 매개로 하여 형성된다.

신뢰

갤럽은 매년 미국인들을 대상으로 다양한 전문가 그룹의 정직성과 윤리기준을 평가하는 여론조사를 해 오고 있다. 이 자료에 의하면, 1999년 이전까지만 해도 미국 국민들은 약사를 가장 신뢰할 만한 전문인으로 꼽았었다.[16] 그러나 1999년에는 간호사가 처음 조사대상으로 포함되면서 약사를 누르고 1위에 등극하였다. 간호사는 2009년에도 가장 신뢰할 만한 전문인의 자리를 고수하고 있으며, 약사와의 지지율 차이는 1%에 불과하다.[17]

대중들이 약사에게 이처럼 높은 신뢰를 보내는 정확한 이유는 알 수 없다. 혹자는 "대중들이 약사를 잘 몰라서 그렇다"고 냉소적으로 말하는가 하면, 혹자는 "약사는 변호사나 의사와는 달리 무료로 건강상담을 해 주기 때문이다"라고 그럴듯한 설명을 내놓는다. 그러나 진실은 오직 신(神)만이 안다. 현명한 약사라면 대중이 약사에게 원하는 것이 무엇이며, 대중이 약사를 신뢰하는 원인이 무엇인지를 곰곰이 생각하여 삶의 좌표로 삼아야 할 것이다.

환자의 기대

대중이 약사의 신뢰도를 높게 평가하는 이유는 아이러니하게도 약사에 대한 기대수준이 낮기 때문인 것으로 보인다. 약사에 대한 대중의 기대수준이 낮으면, 약사는 대충 행동해도 높은 평가를 받을 수 있다. 즉 대부분의 환자들은 약사들이 광범위한 교육과 훈련을 받았다는 사실을 모르기 때문에, 약사의 역할을 매우 좁은 범위(조제와 투약)로 한정하고 있다. 따라서 조제와 투약을 실수 없이 해 내는 약사에게 대중이 신뢰를 보내는 것은 당연하다. 그러나 일부 환자들은 약사를 접근성, 커뮤니케이션 능력, 태도 등의 기준에 입각하여 판단하기도 하는데, 이 경우 조제실 안에서 조제에 전념하다가 아주 가끔씩 투약구를 통해 얼굴을 내비치는 약사는 환자의 신뢰를 얻을 수 없다.

한 연구진은 지역사회 약국에 찾아온 환자들을 대상으로 '환자가 약사에게 기대하는 것이 무엇인지'를 조사하여 발표한 적이 있는데, 그 결과를 살펴보면 실망스럽기 그지없다.[18] 대부분의 환자들은 아무런 답변도 못 하고 머뭇거리다가, 조사자가 보기를 제시한 후에야 겨우 조사를 마칠 수 있었다. 환자들이 답변한 기대사항을 빈도순으로 나열하면 ① 정확한 조제, ② 사생활 보호, ③ 정확한 용량 체크, ④ 약물 상호작용 체크, ⑤ 약물 알러지 체크였다. 응답자의 94%는 '약사가 환자를 배려한다'는

환자상담의 어색함

오늘날 환자상담과 약료는 약국의 핵심기능으로 자리잡았다. 그러나 과거 학창시절에 적절한 교육을 받지 않은 약사들은 환자상담을 매우 어색하게 느낀다. 과거의 약학대학들은 '환자와 약물요법에 대해 이야기하는 방법'을 가르치지 않았다. 교수들은 "그건 의사가 할 일이지 약사가 할 일이 아니야"라고 말했다. 약사들 역시 지난 수십 년 동안 그렇게 행동해 왔다. 일부 약사들은 함부로 환자 상담을 했다가 약사법 위반으로 고발될 것을 염려하기도 했다. 그러나 이제 세상은 바뀌었고, 약사의 의무는 과거에 비해 두 배로 증가하였다. 오늘날에는 '환자 상담을 함부로 한 죄'보다는 '환자 상담을 등한히 한 죄'로 고발될 가능성이 더 높다.

약사가 한 환자에게 복약지도를 하느라 다음 환자를 기다리게 했다가는, 다음 환자에게 "다른 약국으로 갈 테니 내 처방전 돌려주세요"라는 말을 듣기 십상이다. 그러나 병원에서 진료 순서를 기다리는 데는 1~2시간이 걸리는 것이 보통임에도 불구하고, 의사에게 불평을 하는 환자는 거의 없다. 왜 그럴까? 이유는 단 한 가지, 의사는 환자에게 전문성을 인정받고 있기 때문이다. 환자는 의사에게 제공받는 케어의 가치를 잘 인식하고 있기 때문에, 의사에게 함부로 대하지 않는다. 만일 약사가 환자에게 적절한 상담과 약료를 제공한다면 환자들이 약사의 전문성을 인정할 것이고, 그렇게 되면 대기시간에 대한 불평도 줄어들 것이다.

오늘날 약사의 환자상담은 옵션이 아니라 필수이다. 그러나 많은 약사들은 아직도 환자상담을 내키지 않아 한다. 그들은 "시간이 없다"는 등의 핑계를 대며 자신들이 마땅히 이행해야 할 책임을 등한히 하고 있다. 약간의 용기만 있다면, 어떤 약사든 환자상담과 약료를 훌륭히 실천할 수 있다.

- 리처드 A. 잭슨, Ph.D.(미출판 원고에서 인용)

인상을 주는 것이 중요하다고 응답했다. 그러나 약사와 긴밀한 관계를 맺고 있다고 응답한 환자는 40%에 불과했다.

2008년 48개 주의 7만 1천 가구를 대상으로 실시된 약국만족도 조사에서는, "약사와 환자의 관계가 친밀할수록 약사에 대한 환자의 신뢰도가 높아진다"는 결론이 도출되었다.[19] 약사에 대한 신뢰도는 약국의 형태에 따라 달랐는데, 독립된 지역약국의 약사가 약국체인이나 병원약국의 약사보다 높은 신뢰를 받는 것으로 나타났다. 그러나 약국의 형태에 관계 없이 응답자의 26~67%가 약사를 신뢰하지 않는다고 답한 만큼, 환자의 신뢰를 회복하기 위한 약사의 노력이 요망된다.

약사에 대한 불만

우리는 '좋은 약사의 조건'을 묻는 설문지에 "평소에 약사들에게 품고 있었던 불만사항이 무엇인가요?"라는 문항을 추가하여 약사에 대한 환자의 불만사항을 수집하였다.

수많은 응답자들은 "조제실 안에 있는 사람들 중에서 누가 약사이고, 누가 테크니션(또는 업무 보조원)인지 구별할 수 없다"고 대답했다. 어떤 응답자는 "약사와 한 번도 이야기를 나눠 본 적이 없다"고 대답했으며, 어떤 응답자는 "약사와 한 번도 대화해 본 적이 없어서, 말을 걸기가 두렵다"고 대답했다. 또 다른 응답자는 "약사들은 조제를 하느라 눈코 뜰 새 없이 바빠 말을 걸 엄두가 안 난다"고 말했다. 최근에 실시된 한 조사에 의하면, 지역사회 약국을 이용하는 환자 중에서 자신의 약을 조제한 약사의 이름을 안다고 응답한 사람은 36%에 불과하다고 한다.[20]

환자 중심의 케어를 펼치려면

다양한 집단을 대상으로 한 설문조사 결과와 좋은 약사들과의 전화 인터뷰 내용을 종합하면, 좋은 약사는 '전문지식의 토대 위에서 환자 중심의 케어를 펼치는 사람'이라고 정의할 수 있다. 그렇다면 환자 중심의 케어를 실천하려면 어떻게 해야 할까?

환자를 배려하라

좋은 약사는 환자의 인간성에 진심으로 관심을 가져야 한다. 환자의 인간성을 존중하고 환자를 배려하는 약사만이 약사의 본분을 다할 수 있다.

많은 독자들은 "환자를 배려하라는 말은 옳다. 그러나 너무 막연하여, 구체적으로 무엇을 의미하는지 쉽게 납득이 안 간다"고 불평이 대단할 것이다. 이러한 독자들의 의문을 풀어 드리기 위해, 한 약대 교수가 약대생들과 약사들을 대상으로 한 연수교육에서 강의한 내용을 소개한다.

> 교수는 연수생들에게 "눈을 감고, 여러분이 가장 사랑하는 사람의 얼굴을 떠올리세요"라고 말했다. 연수생들은 눈을 감고 제각기 남편, 아내, 여자친구, 남자친구, 어머니, 아버지, 형제, 딸, 아들, 할머니, 할아버지, 손자 등을 생각했다. 1분쯤 지난 후 교수는 연수생들에게 눈을 뜨라고 한 후 이렇게 말했다: "여러분이 - 약국의 카운터에서든 병원의 침상 곁에서든 - 환자와 대화를 나눌 때 그 환자가 바로 여러분이 가장 사랑하는 사람이라고 생각한다면, 여러분들은 어떤 행동을 하게 될까요?" 연수생들이 이구동성으로 말했다: "환자를 위해 최선을 다하게 될 겁니다." "기본 서비스는 물론 추가 서비스도 마다하지 않을 겁니다." "약에 대해 잘 이해할 수 있도록 자세히 설명해 드릴 겁니다." 교수는 아무 말 없이 고개를 끄덕였다.

환자에게 책임을 져라

좋은 약사는 '환자에 대한 책임'을 받아들인다. 그는 환자를 세상에서 가장 중요한 사람으로 여기고, 환자의 말 하나하나에 귀를 기울인다.

'환자에 대한 책임'은 '환자에 대한 배려'만큼이나 막연한 개념이다. 다행히 앞에서 언급했던 교수는 '환자에 대한 책임'에 대해서도 인상적인 말을 남겼다. 그의 강의에 다시 한번 귀를 기울여 보자.

> "교수는 연수생들에게 다음과 같은 질문을 던졌다: "여러분은 환자에 대한 책임을 어떻게 받아들일 거죠? 또 환자에 대해 책임을 지는 약사는 어떻게 행동해야 할까요? 아는 사람은 손을 들고 말해 보세요." 일순간 강의실이 조용해졌다. 120명의 연수생 중 한 명도 손을 들지 못 했다. 교수는 똑 같은 질문을 반복하더니, 팔짱을 끼고 의자에 앉아 답변을 기다렸다. 마침내 한 용감한 연수생이 손을 들고 말했다. "환자에 대해 책임을 진다는 것은 '환자의 건강을 염려하는 마음'과 관련이 있다고 생각합니다." 교수는 벌떡 일어나 흥미로운 표정을 짓더니, 좀더 자세히 설명해 달라

고 했다. 그 연수생은 잠시 머뭇거리더니 말을 이었다. "환자에 대해 책임을 지는 약사는 하루 일과를 마치고 귀가한 후에도 환자의 건강을 염려할 겁니다." "맞아요, 바로 그거예요" 교수가 손뼉을 탁 치며 말했다. "환자를 염려하는 마음이 없는 약사는 환자에 대한 책임의식이 생겨날 수가 없어요."

환자에게 책임을 지는 두 번째 방법은 '지속적인 사후관리(continued follow-up)를 하는 것'이다. 환자에게 책임을 지는 약사는 정기적으로 환자에게 전화를 걸어 약효가 발현되고 있는지, 부작용이 일어나지는 않는지를 확인한다.

환자가 약을 최대한 활용할 수 있도록 돕는다

1장에서도 언급한 바와 같이, 좋은 약사의 관심사는 환자가 약을 최대한 활용할 수 있도록(즉, 약으로부터 최대의 효과를 볼 수 있도록) 도와주는 것이다. 환자가 약으로부터 최대의 효과를 보게 하기 위해서는, 환자가 묻는 말에만 대답하는 소극적 태도에서 벗어나, 복약 관련 문제(MRPs)를 적극적으로 확인하여 해결해 줘야 한다. 나아가 - 가능하다면 - MRPs를 사전에 예방할 수 있도록 도와 주는 노력이 필요하다(보다 자세한 내용은 1장을 참조하라).

환자의 이력을 파악하라

모든 환자는 개인적인 이력(story)을 보유하고 있는데, 이 이력을 알면 MRPs를 판단하는 데 큰 도움이 된다. 그러나 약사가 환자의 이력에 접근하려면, 먼저 환자의 신뢰를 얻어야 한다. 신뢰는 환자와 약사의 인간관계를 확립하는 것에서부터 시작된다. 신뢰는 친절, 친근, 배려, 공감, 정직, 공평 등의 태도(이러한 태도들은 좋은 약사의 조건이기도 하다)로부터 생겨나며, 상대방에 대한 호감이 누적될수록 강화된다. 약사는 환자의 이력을 수집하기에 앞서서, 먼저 마음을 열고 환자의 애로사항을 들어주며 서서히 공감대를 넓혀 나가야 한다. 그러다 보면, 굳이 약사가 추궁하지 않더라도 환자 스스로 자신의 이력을 털어놓게 될 것이다.

요약

좋은 약사는 '해박한 전문지식'과 '환자를 배려하는 마음'의 소유자다. 좋은 약사는 약을 조제하여 환자에게 지급함은 물론, 환자와 공감을 나누고 환자를 이해하는 데도 시간을 할애한다. 약사와 환자의 긴밀한 유대관계는 환자의 만족도를 높이고 질병의 치유를 돕는다.

한마디로 말해서, 좋은 약사는 '환자 중심의 케어를 몸으로 실천하는 사람'이다.

Chapter Note

1. Patient-centered Care - General. Institute of for Healthcare Improvement. http://www. ihi.org/IHI/Topics/PatientCentered Care/PatinetCenteredCareGeneral/.Accessed 1/8/10.
2. Frampton, SB; Charmel PA. Putting Patient's First : Best Practices in Patinet-Centered Care. Jossy - Bass Publishers. San Francisco, 2008.
3. Peabody, FW. " The Care of the Patient" *JAMA*. 1927;88:877-882.
4. Patint-centered care. The Commonwealth Fund. http://www. commonwealthfund.org/Topics/Visablypatinet-centered-

Care.aspx. Accessed 2/3/10.

5. Rosenbaum, EE. A Tasted of My Own Medicine: When the Physician is the Patient. Random House. New York, 1998.

6. Caswell, R. The Physician. Touchstone Pictures(1991). Based on citation #4,

7. Pausch, R. *The Last Lecture*. Chapter 1. Hyperion. New York, 2008.

8. Bersick, DM. "My Right Knee." Ann Intern Mad. 2005;142:121-125.

9. Cowen, DL and Helfand,WH. *Pharmacy*. Harry N. Abrams, Inc. Publishers. New York. 1990.

10. Brodie, DC. "Drug-Use Control-Keystone to Pharmaceuticla Service." *Drug Intell Clin Pharm*. 1967;1 63-65.

11. Francke, DE. "Evolvement of Clinical Pharmacy" in: Francke, DE and Whitney, HAK Jr. eds. *Perspectives in Clinical Pharmacy; A Textbook for the Clinically-Oriented Pharmacist Wherever He May Practice*. Drug Intelligence Publications, Hamilton, IL, 1972:26-36.

12. Francke, DE. "Levels of Pharmacy Practice." Drug Intell ClinPharm. 1976;10:534.

13. Hepler, CD ; and Strand, LM. "Opportunities and Responsibilities in Pharmaceutical Care." Am J. Pharm Ed. 1989;53(winter suppl.):7S-15S.

14. Hepler, CD, and Strand, LM. "Opportunities and Responsibilities in Pharmaceutical Care." Am J. Pharm .

1990;47:533-543.

15. Americal Socirty of Health System Pharmaceists. Statement on Pharmaceutical Care." http://www. ashp. org/Doclibrary/BestPractices/OrgStPhearmCare. aspx. Avessed 2/8/10.

16.Anonymous.. "Ten In a Row " *America's Pharm*.1991;121(Jan). : 1991 ;1219

17. Gallup Poll Votes Nuses Most Trusted Profession. December. 2009 http://www.medicalnewstoday.com/articles/173627.php. Acessed 2/8/10.

18. Smith, LL;Kramer, SV; and Kelly, WN. "Are Pharmacists and Patients Expectations of Each Other the Same? " *Georgia Pharmacy J*. 2004;Oct:20-22.

19. 2008 Pharmacy Satisfaction Digest. Boeringer Ingelheim Pharmaceuticals. Inc.

20. Anonymous. "Pharmacy's Proximity Ranks as First, Survey Finds" *Pharmacy Times*. 2008;June:2.

CHAPTER 6

좋은 약사 만들기

Making "Good Pharmacist"

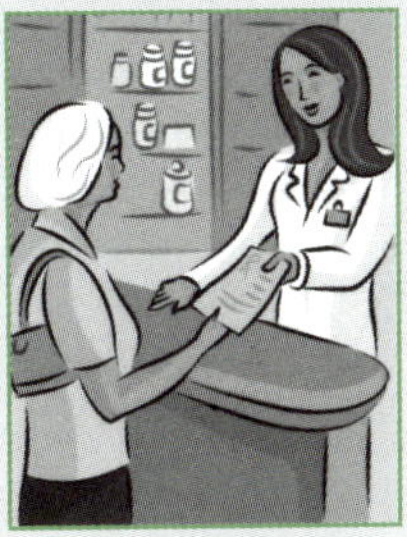

The Good Pharmacist

환자 중심의 케어를 제공하려면

지속적으로 확장되고 갱신되는 전문지식이 필요하다

좋은 약사 만들기

우리는 2장에서 "좋은 약사의 조건은 무엇일까?" 라는 주제의 설문조사 내용을 소개하고, '좋은 약사' 의 구체적 조건을 전문지식, 배려, 친숙함, 정밀성 및 정확성, 임상적 능력, 커뮤니케이션 능력, 세심함의 7가지로 압축하여 제시하였다. 그리고 4장에서는 환자들로부터 좋은 약사로 추천받은 약사들과의 전화 인터뷰를 통하여 '환자에 대한 책임감', '문제해결', '환자 및 후배 약사들에 대한 교육' 을 좋은 약사의 조건 목록에 추가하였다.

그런데 이쯤 되면 문제의식이 있는 일부 독자들은 다음과 같은 의문을 제기할 것이다:

"좋은 약사들은 어떻게 하여 좋은 약사의 조건을 지니게 되었을까? 선천적으로 그런 품성을 갖고 태어났을까, 아니면 교육과 훈련을 통해 후천적으로 그런 품성을 터득했을까?"

결론적으로 말하면, 우리는 "좋은 약사는 태어나는 것이 아니라 길러지는 것이며, 모든 예비약사들과 현직 약사들은 교육과 훈련을 통해 좋은 약사로 양성되거나 거듭날 수 있다"고 생각한다. 이 장에서는 미국의 현행 약학교육 시스템을 점검해 보고, 그것이 좋은 약사를 만드는 데 기여할 수 있는지를 평가해 보기로 하자.

예비교육

미국의 현행 교육제도 하에서 약사 지망생이 약사가 되려면 예비과정(preprofessional curricula), 지원(application), 전문과정(professional curricula), 졸업(graduation), 면허취득(licensure)의 절차를 밟아야 한다.

예비과정은 약사 지망생이 약학대학에 진학하기 전에 일반 대학에서 이수하는 과정으로, 전문적인 약학교육을 받는 데 필요한 기초지식과 기본적 소양을 쌓는 과정으로 간주된다.[1] 대부분의 약학대학은 입학사정에서 일반대학에서 취득한 점수를 중시하지만, 예비과정에서 배운 내용이 좋은 약사를 만드는 데 얼마나 기여하는지에 대해서는 지금껏 밝혀진 적이 없다. 미국 약학교육 평가위원회(ACPE: Accreditation Council for Pharmacy Education)는 이러한 문제점을 보완하기 위해, '약사의 자질 배양에 도움이 되는 인문사회과학 과목 목록'을 제시하여 약사 지망생들에게 이수할 것을 권고하는 한편,[2] 학생회, 동아리, 기타 다양한 과외활동을 통해 리더십과 올바른 인성을 키우도록 독려하고 있다.

미국의 경우 일반대학의 장학생이나 우등생들이 약학대학에 지원하는 경우가 많은데, 미국 약학교육재단(AFPE: American Foundation for Pharmaceutical Education)이 약학대학에 우수한 성적으로 합격한 학생들을 대상으로 실시한 조사결과를 보면, 이들이 약사를 지망하게 된 이유가 무엇인지 어렴풋이 짐작할 수 있다. AFPE의 자료에 의하면 응답자의 57%가 "고교시절 또는 일반대학 시절의 멘토(교사 또는 교수)가 진로 결정에 큰 영향을 미쳤다"고 답했다고 한다.[3] 일부 응답자들은 멘토로부터 "자네의 능력과 품성을 고려해 볼 때 장래에 약사가 될 자격이 충분해"라는 말을 들었다고 한다. 이러한 점을 고려해 볼 때, 청소

넌기에 멘토에게서 받은 영향이 약사라는 전문직에 대한 동경과 열망을 불러일으키고, 이러한 열망이 좋은 약사의 자질을 연마하는 데 밑거름이 된다고 유추해 볼 수 있다.

약대 입시요강 및 선발기준

현재 미국의 약학대학들이 채택하고 있는 입시요강 및 선발기준이 '장래에 좋은 약사가 될 가능성이 높은 학생'을 선발하는 데 도움이 될것인가?

안타깝게도 우리가 수집한 자료에 의하면, 대부분의 미국 약대들은 학생들의 수학능력을 평가하는 데 치우친 나머지, 환자지향적 마인드를 지닌 학생을 선발하는 데는 소홀한 경향이 있는 것으로 보인다.

미국의 모든 약학대학들은 성공적인 약대생이 될 수 있는 학생을 골라내는 척도를 보유하고 있는데, 이 척도를 구성하는 주요 요소로는 직전학교 내신성적(GPA), 약대입학 자격지험(PCAT) 성적, 과학 및 수학 실력 등이 있다. 그러나 아무리 눈을 씻고 찾아봐도, 지적 능력 이외에 커뮤니케이션 능력, 상대방을 배려하는 자세, 성취동기, 의사결정 능력을 평가하는 요소는 보이지 않는다. 신입생 면접절차도 문제다. 면접은 정량적 평가의 단점을 보완하는 중요한 정성적 수단이지만, 어느 약학대학의 면접관도 환자에 대한 배려, 친숙함, 정밀성 및 정확성, 커뮤니케이션 능력, 세심함, 직업윤리 등을 평가하는 질문을 하지 않는다.

약대 입학과정은 약사의 길로 들어서는 입구이며, 미래에 약사가 되기 위해 내딛는 첫 번째 걸음이라고 할 수 있다. 따라서 약대 신입생을 선발하는 척도에는 다양한 판별기준이 포함되어야 한다. 이러한 판별기준은 미래에 좋은 약사가 될 자질을 평가하는 것이어야 하며, 단지 교과과정을 이수한 후 무사히 학교를 졸업할 수 있는 학생을 선발하는 것이어서는 곤란하다. GPA와 PCAT점수는 우수하지만 약사의 자질이 떨어지는 지원자를 선발하는 것보다는, 일정 수준 의 GPA와 PCAT 점수 기준(입학사정위원회가 '약대의 교육과정을 이수하는 데 불편하지 않다' 고 결정한 기준)을 통과한 지원자 중에서 좋은 약사의 자질을 보유한 사람을 선발하는 것이 옳지 않을까?

혹자는 반문할 지도 모른다. "좋은 약사의 조건이 '선천적으로 갖고 태어나는 것' 이 아니라 '후천적으로 길러지는 것' 이라면, 입학 당시에 좋은 약사의 조건을 갖추지 않았던 합격자라도, 약학대학의 커리큘럼을 통해 좋은 약사로 길러내는 것이 가능하지 않을까요?"라고 말이다.

물론 지당한 말씀이다. 그러나 당신이 선발권자라고 생각해 보라. 대학은 자선기관이 아니므로, 가능하면 효율적인 선발방법을 모색하는 것이 원칙이다. 처음부터 좋은 약사로 성장할 가능성을 보이는 지원자를 선발하여 좋은 약사로 키우는 것과, 그렇지 않은 지원자를 선발하여 좋은 약사로 키우는 것 중에서 어느 쪽이 더 효과적일까?

이런 점에서 최근 미국 지역약국협회 연례회의에서 리츠칼튼 호텔의 인사담당 이사가 지역약국의 대표약사들에게 강연한 내용은 매우 시사적이다. 그는 "리츠칼튼 호텔의 직원들은 매우 상냥하고 친절한데, 직원 교육을 어떻게 시키길래 그런가요?"라는 약사들의 질문에 대해 이렇게 대답했다: "우리는 직원들을 상냥하거나 친절하게 훈련시키지 않습니다. 이미 상냥하고 친절한 성품을 가진 지원자들을 고용하여 현업에 배치할 뿐입니다."

한편 디즈니 코퍼레이션은 고객에게 최상의 서비스를 제공하며, 자매학교인 디즈니 대학을 통해 다른 회사의 임직원을 훈련시키는 것으로 유명하다. 우리는 디즈니 코퍼레이션의 인사담당 책임자를 방문하여 "귀사가 고객에게 최상의 서비스를 제공하는 비결은 무엇입니까?"라고 물었다. 그러자 그는 리츠칼

튼의 인사담당 이사와 비슷한 답변을 했다. "우리는 일찌감치 직원을 선발할 때부터, 우리가 원하는 특징, 덕목, 습관을 지니고 있는지의 여부를 심사합니다."[4]

약학교육 커리큘럼

전문지식 교육

미국 약학대학의 현행 커리큘럼은 학생(미래의 약사)들로 하여금 '약에 관한 전문가'가 되는데 필요한 지식을 쌓게 하는 것을 목표로 개발되고 확립되었다. 현재의 커리큘럼은 지금 당장 써먹을 수 있는 약학 지식만을 가르치는 것이 아니라, 시간이 갈수록 중요성이 점점 더해지고 있는 임상약학, '환자 중심의 케어'에 관한 지식까지도 가르치는 것을 목표로 한다.

흥미로운 점은, 약학교육의 커리큘럼이 약사, 환자, 지역사회의 요구를 반영하여 경시적으로 변화한다는 것이다. 이러한 변화는 종종 특정 주제나 특정 분야를 중심으로 가속도가 붙기도 한다. 이와 관련하여 전문가들은 "미래의 약학교육 커리큘럼은 환자 중심의 케어, 인구기반 케어(population-based care), 시스템 관리(systems management)[5] 라는 3가지 주제에 초점을 맞추어 설계되어야 한다"고 주장한다.

현재 미국 약학대학의 커리큘럼은 약물치료관리(MRM: medication therapy management)와 기타 임상케어 서비스에 대한 교육을 강조하고 있다. 그렇다면 이러한 커리큘림이 학생들을 좋은 약사로 양성하는 데 어떤 영향을 미칠 수 있을까?

일반적으로 학생에게 MTM의 핵심단계를 마스터하도록 가르친다고 해서, 해당 학생이 환자를 진심으로 배려하게 된다고 볼 수는 없다. 그보다는 MTM에 환자 중심의 케어 개념을 통합할 때 비로소 그 학생은 '좋은 약사'의 방향으로 나아갈 수 있다. 예컨대 어느 약사가 환자의 약물요법에 필요한 모든 조치와 행동을 완료했다고 해도 환자를 진심으로 배려하는 마음이 없다면, 그것은 의무방어에 불과할 뿐 좋은 약사의 행동이라고 볼 수 없다. 환자에게 약물요법을 실시하면서 필요한 설명을 해 주고, 환자의 요구사항과 관심사항을 경청하는 약사라야만 좋은 약사라 할 수 있다.

실무교육

실무교육은 강의실에서 습득한 전문지식을 실무에 적용하고,

베테랑 약사들의 모습을 눈으로 직접 볼 수 있는 기회를 제공한다. 실무교육 커리큘럼에는 OTC 약품 및 전문약품 상담, 흡입기구 사용법 설명, (가능한 경우) 약사 주도의 예방접종 등의 내용이 담겨 있다. 실무교육은 베테랑 약사들의 안내, 조언, 현장실습 등을 통해 좋은 약사가 되기 위한 비법을 터득할 수 있는 좋은 기회가 된다.

커리큘럼의 효과

커리큘럼 이수의 1차 효과는 약사 자격시험에 합격하는 것이다. 그러나 커리큘럼 이수의 효과는 여기서 멈추지 않는다. 어떤 학생들은 약학지식을 탐구하고 의사결정 과정을 익히게 된다. 또 어떤 학생들은 평생 동안 약사로 살아 가는 데 필요한 소양을 쌓고, 자신의 지식을 타인에게 전달하는 능력을 갖게 된다.

미래에 유능한 약사가 되려면 전문지식을 습득하는 것은 물론, 좋은 약사가 되기 위한 자질도 쌓아야 한다.

융니켈은 "미래의 약사는 '환자 중심의 케어'와 '인구기반 케어'를 지속적으로 제공하여 약물요법의 효과를 향상시키고, 환자의 복지를 향상시키고 질병을 예방하는 데 있어서 중요한 역할을 하게 될 것이다"라고 언급한 바 있다.[5] 우리는 융니켈의 말에 전적으로 동감한다.

> 2009년에 미국의 약대를 졸업하는 학생의 95%는 "당장 약국에 취업하더라도 전혀 문제가 없다"며 자신감에 충만해 있다.
>
> \- AACP[6]

참고로, 미국의 약학대학 중 상당수는 매년 신입생들에게 '약사의 맹세'를 낭독하며 약사로서의 자세를 가다듬게 한다. 이 맹세가 모든 학생들의 마음 속에 영원히 자리잡아, 평생 동안 '좋은 약사'로 살아가게 하는 원동력이 되기를 바라는 마음 간절하다.

약사의 맹세

나는 약사로서 일생 동안 다른 사람들을 위해 헌신할 것을 맹세하며, 다음과 같이 선서한다:

- 인류의 복지를 향상시키고 환자의 고통을 덜어 주는 것을 나의 주된 임무로 여긴다.
- 나의 지식과 경험과 기술을 다하여 환자를 보살핀다.
- 내게 위임된 환자의 개인정보와 건강정보를 존중하고 보호한다.
- 나의 전문지식과 임상능력을 향상시키기 위해 일생 동안 노력한다.
- 약사의 도덕적, 윤리적, 법적 의무를 준수하기 위해 최선을 다한다.
- 환자 케어의 질을 향상시키기 위해, 이와 관련된 모든 변화와 개혁을 지지한다.
- 후배 약사들을 올바른 길로 이끄는 데 나의 지식, 기술, 경험을 바친다.

나는 이상의 내용이 내게 부여된 공적 책임이라는 것을 인정하고, 자발적으로 선서에 참여한다.

교육훈련과 평생학습

교육훈련

약국의 경영자가 약사의 교육훈련에 심혈을 기울이는 이유는 무엇일까? 이는 매우 대답하기 어려운 질문이다. 왜냐하면 약국의 입지와 규모, 약국이 소속된 조직(법인, 정부기관, 독립약국)의 전반적 목표와 방침에 따라 대답이 달라질 수 있기 때문이다. 어떤 사람은 '약사에게 요구되는 최소한의 전문가적 능력을 갖추게 하기 위해서'라고 말하고, 어떤 사람은 '약사를 하나의 개인 및 전문가로 성장시키기 위해서'라고 말한다.

약학대학을 졸업하고 갓 약사면허를 취득한 새내기 약사들이 약국실무에 투입되기 위해서는 별도의 교육이 필요하다. 약학대학 시절에 배운 지식과 현장실무 사이에는 커다란 갭이 존재하기 때문이다.[7]

일부 약학대학들은 프리셉터들을 대상으로 멘토십, 프리셉터십, 리더십 개발훈련을 실시한다. 훈련을 받은 프리셉터들은 각자 약국으로 돌아가 새내기 약사들에게 자신이 교육받은 내용을 전수할 수 있다. 그러나 이러한 프로그램들이 프리셉터들에게 좋은 약사의 특징과 자질을 교육시킬 수 있는지에 대해서는 논란이 많다. 우리는 이러한 프로그램들이 MTM과 기타 임상 서비스 능력만이라도 향상시킬 수 있기를 바랄 뿐이다.

평생학습

전문직 종사자는 전문지식과 실무능력을 최신의 상태로 유지할 의무가 있다. 따라서 약사는 평생학습을 통하여 전문지식을 업데이트함으로써 전문가적 역량을 강화해야 한다. 평생학습은 최신 전문지식과 임상능력을 습득하는 장(場)으로 이용될 뿐 아니라, 한걸음 더 나아가 약국 실무에 혁신의 새 바람을 불어넣을 수 있어야 한다.

요약

환자 중심의 케어를 제공하려면 지속적으로 확장되고 갱신되는 전문지식이 필요하다.[8] 약학대학 학생은 예비과정 - 선발과정- 약대 커리큘럼 이수과정 - 교육훈련과 평생학습 과정을 통해 전문지식을 습득하고 전문가로 변모해 가는 데, 이를 전문화 과정(professionalization process)이라고 한다. 이러한 전문화 과정에서 약학대학의 교수진과 프리셉터들은 약대생(미래의 약사)들이 '좋은 약사'로 성장할 수 있도록 조언과 멘토링을 제공해야 한다.

약학대학들은 IPPE(Intermediate Pharmacy Practice Education)나 APPE(Advanced Pharmacy Practice Education)와 같은 실무교육을 요식행위로 치르지 말고, 프리셉터에 의해 모니터링되고 평가되는 임상능력 개발교육으로 활용해야 한다.

프리셉터들은 로테이션을 통해 새내기 약사들에게 전문지식을 적용할 수 있는 다양한 기회를 제공하는 한편, 그들로 하여금 "약사는 환자를 진심으로 배려하고, 개인 환자별로 맞춤형 케어를 제공하는 것이 중요하다"는 사실을 깨닫게 해야 한다.

Chapter Note

1. Boyce, EG ; Lawson, LA. "Preprofessional Curriculum in Preparation for the Physician of Pharmacy Education Programs. AACP Curricular Change Summit Supplement." *Am J Pharm Educ*. 2009;73(8) article 155.
2. Accreditaion Council for Pharmacy Education. Accreditation

Standards and Guidelines for the Profrssional Program in Pharmacy Leading to the Physician of Pharmacy Degree. ACPE, Chicago Illinois. 2006 (Effective date July 1, 2007).

3. Understanding the Pathways of the Ph.D. Degree in Pharmaceutical Sciences, American Foundation of Pharmaceutical Pharmacists, 2007;Unpublished document.
4. Personal Communication between William Kelly and a Disney World Representative. Orlando, FL., 2/25/10.
5. Jungnickel, PW;Kelly, WK;Hammer, DP; et al, "Addressing Competencies For the Future in the Professional Curriculum. AACP Curricular Change Summit Supplement" *Am J Pharm Educ.* 2009;73(8) Article 156.
6. Graduating Pharmacy Student Survey Summaty Report -2009. American Association of Colleges of Pharmacy. Alexandria VA.
7. Hole, CQ. *Continuing Learning in the Professions.* San Francisco : Jossey- Bass Publishers, 1980.
8. Burke, JN;Miller, WA;Spencer, AP;et al. "Clinical Pharmacist Competencies." *Pharmacotherapy.* 2008;28(6) 806-815.

CHAPTER 7

나는 좋은 약사일까?

Am I a "Good Pharmacist?"

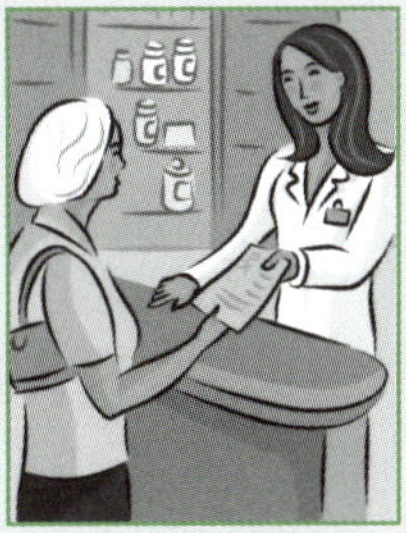

The Good Pharmacist

대부분의 시간을 환자와 직접 관련이 없는

행정적인 일 등에 소비하고 있지는 않은가?

나는 좋은 약사일까?

지금쯤이면 많은 독자들이 고개를 갸우뚱거리며 "나는 과연 좋은 약사일까?" 또는 "나는 몇 점짜리 약사일까?" 라고 자문(自問)하고 있을 것이다. 우리는 독자들의 이 같은 궁금증을 풀어 드리기 위해, 독자들이 스스로 자기 자신을 진단할 수 있는 자가평가 문항을 만들었다.

자가평가를 시작하기 전에 우리가 독자들에게 당부하고 싶은 말은 '자기 자신에 대해 솔직해지라'는 것이다. 그래야만 당신의 현주소를 정확히 파악할 수 있기 때문이다. 당신의 채점 결과를 엿볼 사람은 아무도 없으니 안심해도 좋다.

지금 즉시 자가평가서에 제시된 10개의 문항을 읽고, 맨 오른쪽의 공란에 자신에게 해당되는 점수를 기입하기 바란다.

점수는 1점부터 4점까지 자연수로 기입하며, 4점은 '항상 그렇다'. 3점은 '대체로 그렇다', 2점은 '가끔 그렇다', 1점은 '전혀 그렇지 않다'를 의미한다.

평가

- 35~40점 : 당신은 좋은 약사가 분명합니다.
- 25~34점 : 당신은 아마도 좋은 약사인 것 같습니다.
- 16~24점 : 당신은 몇 가지 습성을 고치면 좋은 약사가 될 수 있습니다.
- 0~15점 : 당신이 좋은 약사가 되려면, 당신의 습성을 근본적으로 뜯어고쳐야 합니다.

의외로 기대에 못 미치는 점수가 나온 독자들은 다음의 3가지 이유 중 하나 때문일 것이다:

표 7. 1 자가 평가서

문항	점수
1. 나는 환자들에게 진심으로 관심을 표명하며, 그들과 지속적이고 긴밀한 인간관계를 맺는다.	
2. 누구든 내 행동거지를 보면 내가 환자를 배려한다는 것을 느낄 수 있다.	
3. 나는 내 전문지식을 이용하여 환자에게 최대의 약효가 나타나도록 도와주고, 부작용과 불필요한 비용지출을 피할 수 있게 해 준다.	
4. 나는 약국의 문턱을 낮추고 환자의 접근성을 높이며, 환자의 요구사항에 세심하게 주의를 기울인다.	
5. 나는 퇴근 후에도 특정한 환자의 건강을 염려한다.	
6. 나는 환자의 복약관련 문제(MRPs)를 확인하여 해결하고, 가능하면 사전에 예방하고자 노력한다.	
7. 나는 환자와 다른 헬스케어 전문가들에게 친절하게 대하고, 그들이 요청하지 않더라도 추가 서비스를 제공한다.	
8. 나는 환자의 말을 경청하고 의사소통을 잘 하며, 대화가 끝난 후에는 환자가 내 말을 이해했는지를 반드시 확인한다.	
9. 나는 환자가 복용하는 약물에 대해 지속적으로 상담을 해 준다.	
10. 환자들은 내가 제공한 케어에 대하여 고마움의 뜻을 표한다.	
총점	

1. 당신은 대부분의 시간을 환자와 직접 관련이 없는 행정적인 일 등에 소비한다,
2. 당신은 환자와의 접촉이 제한되어 있다
3. 당신은 자기 자신에 대해 너무 박하게 평가하는 경향이 있다(이 경우 다시 한 번 테스트를 해 보기 바란다).

이상의 자가평가는 '좋은 약사'를 판별하는 유일한 방법은 아니며, 여러 가지 방법 중의 하나에 불과하다. 예컨대 환자나 다른 헬스케어 전문가들로부터 긍정적인 평가를 많이 받는 사람 역시 '좋은 약사'라고 할 수 있다. 또한 이 자가평가는 당신이 좋은 약사인지를 최종적으로 판단하는 '기말고사'가 아니라, 당신의 현재 모습이 어떤지를 알아보기 위한 '배치고사'의 성격을 띤다.

요약

이 장에서 실시한 자가평가는 최종적인 것은 아니며, '좋은 약사 만들기 프로젝트'를 진행하기 위해 첫걸음을 디딘 것에 불과하다. 이제 당신의 현주소가 밝혀진 이상, 다음 단계로 나아

갈 것인지 말 것인지는 당신 자신에게 달려 있다. 8장과 9장은 현실에 안주하지 않고 앞으로 나아가기를 원하는 독자들을 도와주기 위해 마련되었다.

CHAPTER 8

좋은 약사 되기

Becoming a "Good Pharmacist"

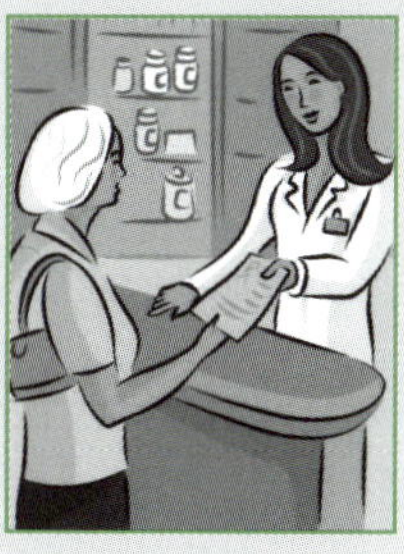

The Good Pharmacist

약사는 평생학습을 실천할 의무가 있다.

배우지 않는 약사는 뒤처지기 마련이다.

좋은 약사 되기

우리는 1장 ~ 4장에서 '좋은 약사'의 조건에 대해 생각해 보고, 좋은 약사란 한마디로 '환자 중심의 케어를 실천하는 약사'라는 결론에 도달하였다. 5장에서는 환자 중심의 케어란 무엇이고, 이를 실천하기 위해서는 어떻게 해야 하는지에 대해 구체적으로 생각해 보았다. 6장에서는 미국의 현행 약학교육 시스템을 점검해 보고, 그것이 좋은 약사를 만드는 데 기여할 수 있는지를 검토해 보았다. 7장에서는 잠시 논의를 멈추고 각자의 가슴에 손을 얹은 다음, '나는 몇 점짜리 약사인지'를 스스로 평가해 보는 시간을 가졌다.

7장에서 자가평가를 마친 후 고개를 떨구고, “아직 좋은 약사가 되지 못 한 사람도 노력하면 좋은 약사가 될 수 있나요?”라고 호소하는 독자들의 모습이 눈에 선하다. 이 장에서는 이런 독자들을 위해 '좋은 약사가 되는 방법' 에 대해 이야기하려고 한다. 혹시 7장에서 기대에 못 미치는 점수를 받은 약사들이 있다면, 이 장을 통해 용기를 얻고 좋은 약사에 다시 도전하기를 바란다.

좋은 약사가 되는 것을 방해하는 요인

우리 주변에는 좋은 약사가 되는 것을 방해하는 요인들이 도처에 산재해 있는데, 그중의 몇 가지를 예로 들어 보면 다음과 같다:

약사상(像)

당신이 머릿속에 그리는 '약사는 모름지기 이래야 한다' 는 이미지 때문에, 좋은 약사가 되고자 하는 당신의 행동이 제약을 받을 수 있다. 당신이 평소에 가장 역점을 두는 부분은 무엇인가? 신속 정확한 조제와 투약인가, 아니면 일반약을 찾는 환자에게 적당한 OTC 약품을 골라 주는 것인가, 아니면 철저한 복약지도로 약효를 극대화하고 부작용을 최소화하는 것인가? 이 질문에 대한 당신의 대답에 따라 당신의 행동이 결정된다. 물론 좋은 약사가 되려면 세 가지 부분 모두에 골고루 신경을 써야 하며, 그 중의 하나에만 특별히 신경을 써서는 곤란하다.

업무량

누구든 간혹 과도한 업무에 시달릴 수 있다. 우리는 종종 과도한 업무에 치여 단순한 '조제 기술자'로 전락한 약사를 보게 된다. 조제 업무에 매달린 약사는 정작 중요한 환자 중심의 케어를 실행하지 못 하게 된다. 중요한 것은 업무의 양이 아니라 그것을 처리하는 방식이다.

약사는 아무리 바쁘더라도 테크니션과 보조인력을 적절히 활용하여 업무를 처리해야 하며, 업무에 매몰되어 약사의 본분을 잊는 상황을 만들어서는 안 된다.

장비 또는 보조인력 부족

어떤 약사들은 장비나 보조인력이 부족하여 환자 중심의 케어에 필요한 시간을 낼 수가 없다고 불평한다. 이런 불평은 사실인 경우도 있지만, 단순한 핑계인 경우도 많다.

상급자나 오너의 저항

약사를 관리감독하는 위치에 있는 상급자가 오너가 환자 중심의 케어에 부정적인 반응을 보일 경우, 약사가 복약관련 문제를 확인・해결・예방하는 것이 곤란해진다. 우리는 약사들과의 면담에서 "'그들'이 환자 중심의 케어를 방해하는 걸림돌이에요"라는 말을 종종 듣곤 하는데, 여기서 '그들'이란 약국의 상급자, 오너, 고용주 등을 말한다. 만일 '그들'이 다른 근무약사라면 이야기가 복잡해진다.

임상기술 부족

모든 약사들이 과거에 충분한 임상훈련을 받은 것은 아니다. 그러나 약사라면 누구나 평생교육을 통해 임상실력을 길러야 하며, 과거에 제대로 훈련받지 않았다는 것을 핑계로 임상기술의 부족을 정당화해서는 안 된다. 관심을 갖고 찾아보면 임상실력을 쌓을 수 있는 방법은 얼마든지 있다.

환자를 대하는 기술 부족

새로운 지식의 습득을 필요로 하는 임상기술과는 달리, 환자를 대하는 기술은 직관적인 면이 많으며 환자와 접촉하는 기회를 늘림으로써 향상될 수 있다. "나는 숫기가 없어서……."라는 식의 변명을 늘어놓는 것은 무사안일주의의 표본으로 비난받아 마땅하다.

좋은 약사가 되기 위해 거쳐야 하는 단계

좋은 약사는 하루아침에 탄생하는 것이 아니며, 부단한 노력을 통해 좋은 약사의 자질을 쌓아가야 한다. 평범한 약사가 좋은 약사로 거듭나기 위해서 거쳐야 할 단계는 다음과 같다.

자신의 의무, 가치관, 실천계획을 명확히 하라

이것은 좋은 약사가 되기 위해 거쳐야 할 가장 중요한 단계이다. 이것은 당신이 어떤 약사상을 지향하는지, 그리고 당신이 가장 중요하게 생각하는 것은 무엇인지와 밀접한 관련이 있다. 고용주와 환자 중 누구를 당신의 왕(王)으로 삼을 것인지, 또 처방조제 건수와 환자 중심의 개이 중 어느 것을 핵심가치로 삼을 것인지를 결정해야 한다.

첼시 베이커는 플로리다 주 플랜트시티 출신의 13세 소녀로, 미국 리틀야구 리그 최고의 투수이다. 그녀가 최고의 투수가 된 것은 메이저리그 투수인 조 니크로에게 너클볼을 배웠기 때문이다. 2010년 그녀는 두 번의 퍼펙트 게임을 기록하여, ESPN의 찬사를 받고 영화 제작자들의 표적이 되었다. 그녀의 셔츠는 미국 야구 명예의 전당에 보내졌다. 사람들이 그녀에게 최고의 투수가 된 비결을 묻자, 그녀의 곁에 있던 양아버지가 이렇게 말했다: "그건 이 애가 야구에 대한 열정을 갖고 있기 때문이에요."[1] 당신은 환자에 대한 열정을 갖고 있는가? 그렇다면 환자와 얼굴을 맞대고 복약지도하는 것을 즐겨야 하며, 바쁘다는 핑계로 환자 앞에서 꽁무니를 빼면 안 된다.

당신의 가치관과 실천계획을 명확히 하는 방법을 단계적으로 설명하면 다음과 같다:

1. 약사인 당신에게 바치는 헌사(獻辭)를 써라

이 헌사에는 당신이 약사로서 제일 잘 할 수 있는 일이 무엇이고, 하루 일과 중 어떤 일을 할 때 가장 큰 긍지를 느끼는지를 적어야 한다.

2. '나의 신조'를 작성하라

"나는 약사로서 …을 믿는다"는 형식으로 나의 신조를 작성하라.

3. 다른 사람들에게 '나의 신조'를 평가받으라

다른 약사나 동료들에게 '나의 신조'를 보여주고 의견을 물어보라. 또 환자들에게 '나의 신조'를 보여주고, 그들이 당신에게 기대하는 것이 무엇인지, 당신의 도움을 가장 필요로 하는 부분이 무엇인지를 물어보라.

4. 실천계획을 수립하라

실천계획은 거창하게 작성할 필요가 없다. "나는 매일 5명 이상의 환자에게 약물 복용법, 부작용 예방법, 약제비 절감방법 등에 관해 이야기해 주겠다"

든지 "임상지식이나 기술을 하루에 한 가지씩 연마하겠다"는 식으로 간단하게 작성하면 된다. 지역의 의사들과 만나 약물치료 방법에 대해 협의하거나, 의사와 약사의 역할분담에 관해 의견을 나누는 것도 고려해 볼 만한데, 이에 대한 로드맵은 각주를 참조하라.[2]

> 천리 길도 한걸음부터
>
> - 노자, 중국의 철학자(604 BC - 531 BC)

업무에 질질 끌려 다니지 말라

약국의 업무에 관해 논의하기 전에 독자들에게 묻고 싶은 말이 하나 있다. 똑 같은 업무량과 시간이 주어졌음에도 불구하고, 한 약사는 하루 종일 조제업무를 도맡아 처리하느라 눈코 뜰 새가 없고, 한 약사는 조제업무를 능숙하게 처리하고 시간을 내어 환자상담을 진행한다면, 누가 더 훌륭한 약사일까?

우리는 종종 많은 약사들로부터 '일이 너무 많다'는 말을 듣는다. 그러나 면밀히 관찰해 보면 그들은 정말로 바쁘기보다는 테크니션을 적절히 활용하지 못하거나 자동화기계를 제대로 다루지 못하고 허둥대는 경우가 많다. 즉 상당수의 약사들은 오케스트라의 지휘자보다는 단원으로 행동하고 있는 것이다.

약사는 고도의 전문교육을 받은 헬스케어 전문가인 만큼, 데이터 입력, 조제 준비, 라벨부착, 현금수납과 같은 기능적 업무에까지 일일이 신경을 쓸 필요는 없다. 기능적 업무는 테크니션이나 업무보조원에게 과감하게 이양하는 것이 좋다. 그렇다면 지역사회 약사의 경우, 하루 얼마만큼의 시간을 이러한 기능적 업무에 소비하는 것이 좋을까? 물론 적을수록 좋을 것이다.

약사는 기능적 업무보다는, 환자 응대, 처방전 접수 및 미비사항 체크, 약물 알러지 확인 등에 많은 시간을 할애해야 한다. 또한 약사는 처방전의 의문사항에 대해 의사와 통화하고, 테크니션이 라벨을 제대로 부착했는지도 확인해야 한다. 그러나 뭐니뭐니해도 약사의 가장 중요한 기능은 환자상담이다. 환자상담은 테크니션이나 업무보조의 손길이 전혀 미칠 수 없는 약사 고유의 영역이다. 약사는 가능한 한 많은 시간을 환자상담에 투자해야 한다.

백보를 양보해서, 과중한 업무 때문에 도저히 짬을 낼 수 없는 경우가 있다고 치자. 그러나 모든 약국의 업무량에는 일정한

패턴이 있어서, 업무량이 폭주할 때와 뜸할 때가 있는 법이다. 업무가 뜸할 때는 환자 중심의 케어를 실천할 절호의 기회다. 이럴 때 약사는 조제실을 과감히 박차고 나와 환자와 얼굴을 마주해야 한다.

테크니션과 자동화기기를 최대한 활용하라

상당수의 약사들은 테크니션과 자동화기기의 지원을 충분히 못 받고 있는 것이 사실이지만, 주어진 테크니션과 자동화기기를 제대로 활용하지 못 하고 있는 약사들도 부지기수다. 좋은 약사가 되려면 기능적 업무를 테크니션에게 이양하고 최신기기를 잘 다룰 줄 알아야 한다. 그렇게 하면 효율적인 업무처리가 가능해져 약사가 일상업무에 관여하는 시간이 절약되고, 약사는 절약된 시간을 환자상담에 활용할 수 있게 된다.

어떤 독자는 이렇게 질문할 지도 모른다: "자본주의 사회에서 약국은 자선단체가 아니라 영리를 추구하는 하나의 비즈니스이다. 따라서 약국에서 일어나는 모든 행동은 투자이익률(ROI: return on investment)을 증가시키는 방향으로 조율되어야 한다. 그렇다면 일상업무를 최소화하고 환자중심의 케어를 확대함으로써 약국에 돌아가는 이익은 무엇인가?" 당신이 환자에게 많은 시간을 할애하면 당신이 제공하는 케어의 질이 높아지고 환자의 만족도가 높아진다. 이는 환자의 충성도를 높여 단골고객의 수를 늘리고, 결국 약국의 수익증대로 이어질 수 있다.

이러한 관점에서 볼 때, 약대를 졸업하여 면허를 취득하고 사회에 첫발을 디디는 새내기 약사들에게 당부하고 싶은 말이 있다. 혹시 지역사회 약국에 근무약사로 취업하게 된다면, 대표약사와의 면담에서 "월급을 얼마나 주실 건가요?" 라고 묻지 말고 "테크니션과 자동화기계는 충분히 지원해 주실 건가요?" 라고 묻기 바란다.

상급자나 오너의 저항을 극복하라

윗사람들은 환자 중심의 케어가 단기적으로 약국의 이익을 감소시킬 것을 두려워하여 이를 탐탁지 않게 생각하는 경향이 있다. 많은 약사들은 "나도 환자 중심의 케어를 펼치고 싶은 마음이 굴뚝 같지만, 약국의 윗사람들(감독자나 오너)이 발목을 잡는다" 고 불만을 토로한다. 이 경우 감독자나 대표자의 저항을 해결하는 방법에는 몇 가지가 있다.

첫째, 환자 중심의 케어는 환자의 만족도와 충성도를 높이고,

이는 단골고객의 수를 늘려 결국 약국의 수익증대로 이어질 수 있다. 고용주나 상급자와 직접적인 대화를 통해, 환자 중심의 케어가 환자와 약사 그리고 고용주 모두에게 이익을 가져다 준다는 것을 설명하라.

둘째, '사전에 허락받는 것보다는 사후에 용서받는 것이 더 쉽다'는 말이 있다. 아무리 피고용인의 신분이라도, 약사는 전문직이기 때문에 어느 정도의 자율성을 발휘할 수 있는 여지가 있기 마련이다. 상급자의 태도가 완강하여 설득하기가 힘들다면, 일단 저질러라. 그리고 그 결과로 판단 받아라. 환자 중심의 케어가 환자는 물론 약국에도 도움이 된다는 것을 두 눈으로 확인하게 되면 윗사람들의 마음도 바뀔 것이다. 단, 이 경우 윤리적·법률적 정당성을 확보하기 위해, 기본적인 일상업무를 소홀히 하지 말아야 한다.

셋째, 상급자나 오너의 저항이 워낙 강력하여 환자 중심의 케어를 펼칠 틈이 전혀 보이지 않는다면, 당신의 이상을 실현할 수 있는 새 일터를 찾아라. 절이 싫으면 중이 떠나는 수밖에 없다.

상급자의 승락이 떨어져 환자 중심의 케어를 실시하게 되면,

업무추진 경과를 상세히 기록하여 정기적으로 상급자에게 보고하고 성과를 평가하는 시간을 갖는 것이 좋다. 상급자들 역시 구체적인 사례를 검토하고 환자의 만족도와 충성도를 향상시키는 방법을 제시해야 하는데, 이 점에 대해서는 9장을 참조하라.

임상지식을 습득하라

약사들은 기본적으로 약물학(pharmacology)과 약동학(pharmacokinetics)에 정통해 있다. 그러나 일부 약사들은 임상훈련이 부족하여 약물요법을 제대로 이해하지 못 하거나 환자의 질문에 즉시 답변하지 못 하는 경우가 있다. 이러한 상황에 직면했을 때, 약사들이 취하는 태도는 천차만별이다:

1. "약사는 평생학습을 실천할 의무가 있다. 배우지 않는 약사는 뒤처지기 마련이다"라고 생각하고, 꾸준히 약물요법과 관련된 새로운 지식을 습득한다.

2. 같은 뜻을 가진 약사들과 스터디그룹을 결성하거나, 지속적으로 정보를 교환한다.

3. 적어도 한 분야에 대해서만큼은 전문가가 되고자 노력한다.

4. "약사도 인간이므로, 모든 것을 알 수는 없다"고 생각하고 무대응으로 일관한다.

5. 환자의 질문에 대해 "잘 모르겠다"고 말하는 것을 부끄러워하지 않고, "자료를 찾아보고 알려 주겠다"고 대답한다. 그리고는 참고문헌을 찾거나 다른 약사에게 물어 그 결과를 환자에게 신속히 알려준다.

6. 다른 약사들과 함께 임상저널을 구독하거나, FDA가 운영하는 약물안전에 관한 웹페이지를 항상 참조한다.(http://www.fda.gov/Drugs/ResourcesForYou/HealthPro fessionals/default.htm).

환자 응대 기술을 익혀라

환자 중심의 케어를 실천할 수 있는 능력은 학위, 졸업년도, 나이, 경험 등과는 무관하다. 그것은 세심함, 친근함, 환자를 존중하는 마음, 환자에 대한 관심과 관련이 있다.

환자를 배려하면 환자는 관심과 협조로 보답한다. 일단 환자의 관심과 협조를 얻게 되면 복약지도를 하기가 한결 수월해진다. 복약지도가 강화되면 환자의 복약순응도가 향상되고 약물의 효과와 안전성을 확실히 보장할 수 있다.

1. 약물의 적시복용

질병에 따라 약물의 첫 번째 복용시간이 매우 중요한 경우가 있다. 예컨대 연쇄구균성 인후염(strep throat)에 걸린 어린이의 경우, 첫 번째 용량을 가능한 한 빨리 먹이면 치유시간을 앞당기는 데 도움이 된다. 이 경우 보호자에게 이러한 사실을 알리고 약국에서 첫 번째 용량을 먹일 수 있도록 협조해 주는 것이 좋다.

2. 복약순응도

환자가 의사에게 처방받은 대로 약물을 복용하도록 도와줘야 할 1차적 책임은 약사에게 있으며, 실제로 약사는 그러한 책임을 수행하기에 가장 적절한 위치에 있다. 환자의 복약지도는 임상적으로 중요할 뿐 아니라 사회적으로도 초미의 관심사로 떠오르고 있기 때문에, 약사의 각별한 관심이 요망된다.

3. 약효

환자에게 질문을 해 보면 약이 제대로 작용하고 있는지를 판단할 수 있다. 이 경우 환자와 상의하여 목표 수치(예: 간질환자의 경우 하룻동안의 발작 횟수)를 정해 놓으면 약효를 판단하는 데 도움이 된다. 약이 제대로 작용하지 않는 것으로 판단될 경우 의사와 연락을 취하여 대책을 논의하는 것이 좋다.

4. 안전성

약의 효과와 부작용을 체크하기에 가장 좋은 시간은 환자가 지난번과 동일한 처방전을 갖고 약국을 방문할 때이다. 약사는 환자가 자발적으로 말할 때까지 기다리지 말고, 먼저 환자에게 부작용 발생여부를 물어보아야 한다. 이 경우 약사는 "증세가 좀 어떠세요, 많이 좋아지셨죠?"라든지, "이 약을 드시는 동안 불편한 점은 없으셨나요?"라고 운을 떼면서 이야기를 풀어 나가는 것이 좋다.

반복 실행만큼 좋은 것은 없다

'시작이 반'이라는 말이 있듯, 가장 중요한 것은 일단 시작하는 것이다. 당신은 시간이 지날수록 익숙해질 것이며, "왜 진작 환자 중심의 케어를 시작하지 않았을까?" 라고 후회하게 될 것이다. 약사는 환자의 복약관련 문제(용량초과, 용량미달, 불필요한 약물 처방, 잘못된 처방, 효과 미달, 복약순응도 불량, 약물부작용 등)를 항상 챙기는 습관을 들여야 한다.

구체적인 목표를 세워라

앞에서도 말한 바와 같이, "매일 5명 이상의 환자에게 약물 복용법, 부작용 예방법, 약제비 절감방법 등에 관해 이야기해 주겠다" 는 등의 구체적 목표를 세우면, 스스로 동기부여가 되어 환자 중심의 케어를 펼치는 데 큰 도움이 된다. '하루에 5명' 이라는 목표는 대수롭지 않은 것처럼 보이지만, 이 목표를 꾸준히 실천하면 일주일에 25명, 일 년에 1,200명 이상의 환자와 직접 접촉하게 된다.

모든 약사들이 이러한 목표를 설정하고 실천한다면 어떤 일이 벌어질지 상상해 보라.

좋은 약사가 되어야 하는 이유

모든 직업에는 각각 나름대로 존재의 이유가 있다. 어떤 독자들은 이렇게 말할 것이다: "환자 중심의 케어를 실천해야만 하는 이유가 뭐죠? 도대체 그게 나에게 무슨 득이 되는데요?" 우리는 독자들의 질문에 답하기에 앞서서, 먼저 독자 여러분들에게 초심으로 돌아갈 것을 권하고 싶다. 먼 옛날 여러분이 약사가 되겠다는 원대한 포부를 품고 약대에 지원하던 때를 생각해 보라.

여러분이 좋은 약사, 즉 환자 중심의 케어를 펼치는 약사가 되어야 하는 이유에는 여러 가지가 있지만, 우리는 다음과 같은 6가지 이유를 제시하고 싶다.

인도주의적 가치 실현

당신이 제공한 케어 덕분에 환자의 질병이 낫는다고 생각해 보라. 당신의 마음이 얼마나 뿌듯할 것인가? 당신이 다른 대학을 뿌리치고 약대를 선택했던 동기가 바로 이것 때문이 아니었던가?

직무만족(job satisfaction)

직장생활은 좋든 싫든 인생의 대부분을 차지하기 때문에, 직장에서 맡은 직무에 대해 만족을 느끼는지의 여부는 인생의 행복을 좌우하는 핵심요인이 된다. 4장에서 우리가 인터뷰했던 좋은 약사들은 이구동성으로 자신의 직무에 만족을 느낀다고 대답했는데, 그 이유는 "환자 중심의 케어를 실천함으로써 환자의 인생을 긍정적으로 변화시킨다" 라는 자부심 때문이었다.

환자의 긍정적 피드백

당신이 환자 중심의 케어를 실천하면, 환자들은 당신에게 감사의 뜻을 표하는 것은 물론, 당신의 상사(上司)나 오너에게 당신을 칭찬할 것이다. 당신은 이로 인하여 윗사람의 신임을 받는 것은 물론, 승진이나 급여인상 등 유무형의 보상을 제공받을 수도 있다.

환자의 충성도(loyalty) 상승

환자 중심의 케어를 경험한 환자는 약사에 대한 충성도가 상승하여 그 약국의 단골고객이 될 것이다.

나아가 가족이나 친지들에게도 '좋은 약사'를 소개하여, 약국의 고객은 더욱 늘어날 것이다. 이처럼 환자 중심의 케어는 환자의 충성도를 상승시켜 약사 개인은 물론 약국과 오너에게도 이득이 된다.

약사에 대한 사회적 평판 상승

환자 중심의 케어를 실천하는 약사들이 많아지면, 사회에서는 약사를 '돈만 아는 집단'이 아니라 '환자를 중심에 두는 집단'으로 인식하게 될 것이다.

헬스케어 전문가로서 약사의 지위상승

약사는 환자 중심의 케어를 통해 환자의 예후를 향상시킴으로써 의사와 간호사 등 다른 헬스케어 전문가들로부터 전문적 지위를 인정받을 수 있다. 약사의 지위상승은 건강보험 수가를 현실화하는 데도 도움이 된다.

약사는 약물요법의 전문가가 되기 위해 자기 주도적 평생학습을 계속해야 한다. 그리하여 의사와 간호사들로부터 전문적 능력을 인정받고, 헬스케어 분야의 주도적 위치로 부상해야 한다. 임상약학의 전문가가 되면 이처럼 약사의 사회적 지위가 상승하지만, 이와 동시에 약사 개인에게도 유무형의 보상이 주어진다.[3]

- 윌리엄 E. 스미스

요약

환자 중심의 케어를 실천하지 않는 약사는 아직 좋은 약사의 경지에 오르지 못 했다고 볼 수 있다. 이러한 약사들이 좋은 약사가 되는 방법은 다음과 같다.

1. 좋은 약사가 됨으로써 얻을 수 있는 유무형의 이익이 무엇인지를 깨닫는다.

2. "환자 중심의 케어를 펼치는 것은 약사의 1차적 책임" 이라는 사실을 인식한다.

3. 임상약학 지식과 환자 응대 기술을 연마한다.

4. 단 몇 명의 환자라도 매일 꾸준히 만나 긴밀한 대화를 나누는 것을 생활화한다.

5. 환자가 약을 복용하는 데 있어서 발생하는 문제점을 확인·해결·예방한다.

좋은 약사가 됨으로써 얻을 수 있는 개인적·집단적 보상은 이루 말할 수 없을 만큼 크다.

Chapter Note

1. Wilmath, K "13 Years Old, Already in Cooperstown." Page 1-A, *St. Petersburg Times*. August 12. 2010.
2. Smith, M;Bates, DW; Bodenheimer, T; et al. "Why Pharmacists Belong in the Medical Home." *Health Affairs*. 2010; 29(5):906-913.
3. Smith, WE. "Clinical Pharmacy in the 1980s. Whitney Award Address." *Am J Hosp Pharm*. 1983;40:223-9

CHAPTER 9

벽을 넘어서

Allowing Pharmacist to be "Good"

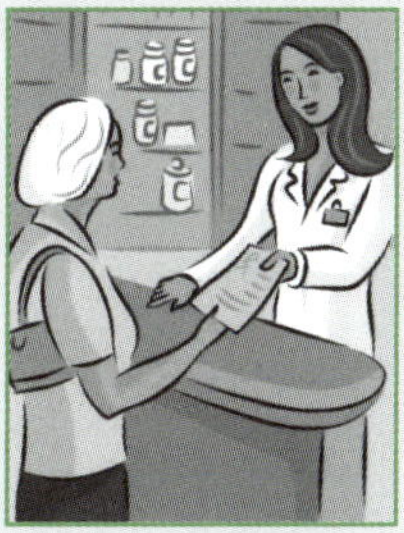

The Good Pharmacist

환자의 전폭적인 신뢰를 받는 것은

좋은 약사만이 누릴 수 있는 기분 좋은 특권이다.

벽을 넘어서

8장에서도 잠깐 언급한 바와 같이, 많은 약사들은 좋은 약사가 되는 것을 방해하는 다양한 요인에 포위되어 있다. 이러한 요인들은 - 약사가 스스로 만들어낸 것이든, 환경으로부터 주어지는 것이든 - 좋은 약사의 길로 나아가고자 하는 약사들의 앞길을 가로막는 장벽으로 작용한다. 이 장에서는 좋은 약사가 되고자 하는 약사들의 앞길을 가로막는 환경요인들을 좀 더 자세히 살펴보고, 이러한 장벽을 넘어서는 방법을 제시하고자 한다.

지역사회 약국

지역사회 약국의 약사는 환자들에게 다양한 기초적 건강평가 서비스를 제공할 수 있는 최적의 위치에 있다. 약사는 환자의 증상과 임상검사 수치(laboratory values)를 즉석에서 평가하여 약물요법에 활용할 수 있다. 게다가 각종 현장검사(point of care testing) 서비스가 개발됨에 따라 지역사회 약사가 환자 중심의 케어에서 차지하는 역할이 점차 확대되어 가고 있다. 약국에서 실시되는 약물치료관리(MTM), 건강검사, 최초 리필 시 환자 평가(first refill assessment), 약사가 주관하는 예방접종(pharmacist administered immunization) 등의 질병상태관리 서비스(disease state management services)는 지역사회 약사의 역할과 책임을 더욱 확대시키고 있다. 더욱이 약사는 약물요법에만 관여하는 것이 아니라, OTC 약품, 건강기능식품 등을 이용하여 질병예방과 건강증진에도 기여할 수 있다.

약사는 미리 준비된 체크리스트에 의거하여 환자의 상태를 체크하고, 환자를 세심하게 배려하여 환자별로 특화된 맞춤 서비스를 제공해야 한다. 미국 약사협회(APhA)의 약사 경력평가 프로그램(Career Pathway Evaluation Program for Pharmacy

Professionals)이 지역사회 약사들을 대상으로 조사한 바에 의하면, 지역사회 약사의 50% 이상이 '환자와 접촉하고 케어를 제공하는 것'을 가장 만족스러운 약사의 역할로 꼽았다고 한다.[1]

지역사회의 약국의 이상적인 모습은 - 약국체인에 속해 있는 약국이든, 독립적인 약국이든 - 환자와 직접 상담하고 환자 중심의 케어를 실천하는 것이다. 더욱이 대부분의 지역사회 약사들은 다른 헬스케어 전문가들과 원만한 관계를 유지하고 있다. 약사는 다른 헬스케어 제공자들에게 환자의 약물요법에 대한 정보를 제공하고, 의사에게는 약물요법의 문제점을 지적할 수 있다.

지역사회 약국의 약사는 하루종일 직원들(동료 약사, 테크니션, 업무보조원)을 통솔하고, 수시로 약국의 운영방향과 관련된 의사결정을 내려야 하는 만큼 이에 걸맞는 리더십을 지녀야 한다. 환자 중심의 케어가 성공을 거두기 위해서는 약사, 테크니션, 업무조보원의 자발적 협조가 절대적으로 필요하기 때문에, 약사에게 요구되는 리더십은 상명하달식의 일방적 리더십이 아니라, 직원의 지지와 협조를 이끌어내는 민주적 리더십이다.

마지막으로, 지역사회 약국의 약사는 환자 중심의 케어를 실천하기 위해 8장에서 언급한 바 있는 평생학습의 끈을 놓지 말아야 한다. 임상약학에 관한 지식은 좋은 약사가 되기 위한 기본 조건이다. 좋은 약사가 되기 위한 조건이 아무리 잘 갖추어져 있더라도, 전문지식을 제대로 갖추지 않은 약사는 빈 껍데기에 불과하다. 약사는 평생학습을 통해 새로운 임상약학 지식을 습득하고 낡은 지식을 업데이트해야 한다.

병원 및 보건기관의 약국

불특정 다수의 환자와 직접 접촉하는 지역사회 약사들과는 달리, 병원이나 보건기관의 약사들은 의사나 간호사 등의 헬스케어 전문가들과 함께 일하는 시간이 많아 환자와 직접 마주칠 기회가 적다는 특징이 있다. 더욱이 병원약사들은 암, 장기이식, 수술, 감염질환, 퇴행성질환, 영양, 소아과, 산부인과 등 다양한 분야의 전문가들과 접촉할 기회가 많다.

그러나 일부 병원의 경우, 의사, 약사, 간호사로 이루어진 회진팀을 통해 약사와 환자의 만남이 가능하다. 또 외래약국에 근무하는 약사들 역시 환자와 상호작용할 기회가 주어진다. 이들은 환자가 입원하거나 퇴원할 때, 또는 약물이 추가・변경・중단될 때 환자와 대화를 나누게 된다. AphA의 약사 경력개발 프로그램이 조사한 바에 의하면, 미국의 병원약사들은 일과시간의 약 25%를 환자 케어에 사용한다고 한다.[1] 그러나 이들이 과연 환자와 긴밀한 관계를 맺고 있을까?

병원과 보건기관의 약국은 '요구되는 전문지식의 수준'과 '조직구조의 복잡성' 측면에서 지역사회 약국과 판이하게 다르다. 병원에는 - 규모에 따라 다르지만 - 다양한 수준의 리더십을 가진 직위들(중간관리자, 책임자)이 존재한다. 이렇다 보니, 병원약사들이 환자 중심의 케어를 펼칠 수 있는 가능성은 조직의 규모와 방침에 따라 달라질 수밖에 없다.

3차 의료기관인 대학병원에서 근무하는 약사들은 1,2차 병원의 약사들과 다른 역할을 수행한다. 예컨대 이들은 특정질환(HIV, 감염질환, 당뇨병 등)별로 전문화되어 있어, 다양한 분야에 걸친 일반 지식(general knowledge)을 필요로 하는 소규모 지역병원의 약사들과 극명한 대조를 이룬다. 그러나 대규모 종합병원의 약사들 중에서도 중앙약국이 아닌 병실약국(satellite pharmacy)에서 일하는 약사들은 환자들과 직접 접촉할 기회가 많다.

'좋은 약사를 양성하기 위한 여건'이라는 측면에서 볼 때, 지역사회 약국과 병원약국은 각자 나름의 비교우위를 갖고 있다고 할 수 있다. 전자는 불특정 다수의 환자들과 직접 접촉할 수 있다는 장점이 있고, 후자는 평생학습을 통해 전문가로서의 입지를 굳힐 수 있다는 장점이 있다. 전체적으로 볼 때 병원약사들은 지역사회 약국의 약사에 비해 다양한 질환과 치료법을 접하는 관계로, 새로운 약물과 치료법에 관한 지식을 계속 습득해야 한다. 따라서 병원은 평생학습의 장(場)으로서 더할 나위 없이 좋은 여건을 갖추고 있다. 병원약사는 이러한 비교우위를 살려 약물요법의 전문가로 우뚝 섬과 동시에, 여건이 허락하는 범위 내에서 환자 중심의 케어를 펼치기 위한 노력을 게을리해서는 안 될 것이다. 이를 위해서는 의사나 간호사와 같은 다른 헬스케어 전문가들과 원만한 관계를 유지하는 것도 중요하다.

근무약사와 오너

지역사회 약국에 근무하는 약사가 좋은 약사가 되기 위해서는, 근무약사와 오너 간의 협력이 절대적으로 필요하다. (미국의 경우 약국 오너는 약사일 수도 있고, 그렇지 않을 수도 있다.) 근무약사의 의욕이 아무리 넘치더라도, 오너가 뒷받침해 주지 않으면 환자 중심의 케어는 이루어지기 어렵다. 이와 반대로 오너의 의지가 아무리 확고더라도, 정작 근무약사가 환자 지향적 마인드를 지니고 있지 않다면 이 역시 낭패가 아닐 수 없다.

지역사회 약국에서 오너의 영향력은 엄청나다. 오너는 약사에게 시간과 장비와 보조인력을 제공함으로써 환자 중심의 케어를 펼칠 수 있는 여건을 조성해 주는 역할을 한다. 오너의 적절한 지원이 없다면 환자 중심의 케어는 아예 불가능하다. 문제는 상당수의 오너들이 생산성을 최고의 덕목으로 생각한 나머지 약사의 활동을 제한한다는 것이다. 사실 당장 처리해야 할 업무가 산적해 있는 상황에서, 약사와 환자가 한가로이(?) 대화를 나누는 꼴을 그냥 지켜볼 오너는 없을 것이다.

> 약사는 전문교육을 받았고 전문적인 능력을 보유하고 있지만, 약국의 업무에 대한 통제권을 갖고 있지 않다. 약국의 경영권은 오너의 손에 있다. 오너들은 보수적인 편견에 사로잡혀 있는 경우가 많다. 그들은 - 약사 면허증의 보유 여부와는 무관하게 - 약사의 역할에 대해 편협한 시각을 갖고 있다.[2]
>
> \- 윌리엄 A. 젤머

약국의 관리자나 오너들은 약사의 합리적 행동에 제동을 걸기 전에 신중히 생각해야 한다. 환자는 고품질의 케어를 받기를 원하며, 그만한 권리를 갖고 있다. 약사가 환자에게 최고의 서비스를 제공하지 못 하도록 방해하는 오너는 약사 자신에게는 물론 환자에게 불경죄를 범하는 것이다. 오너는 약사가 환자 중심의 케어를 펼칠 수 있도록 기회를 주고 인프라를 제공하며, 약사의 자율권을 폭넓게 인정해 줘야 한다. 현명한 오너라면 '하루에 접수한 처방전 수' 보다는 '하루에 상담한 환자의 수' 로 약사를 평가해야 한다.

전문적 자율권(professional autonomy)

상당수의 약사들은 각종 조직(병원, 약국체인, 독립약국)에 고용되어 급여를 받아 생활하고 있다. 조직은 다른 구성원들과 어우러져 약사의 기능을 발휘하는 중요한 곳이다. 그러나 약사의 본질적 기능이 조직의 방침과 상사의 지시에 의해 휘둘려서는 안 된다는 점을 명심하라. 환자가 원하는 약사는 '특정 조직의 이익을 대변하는 하수인' 이 아니라, '약사의 본분에 충실하는 전문가' 이다. 약사의 본분은 환자 중심의 케어를 실천하는 것이며, 조직으로부터 약사의 본분에 반하는 행동을 강요받을 경우에는 이의를 제기할 줄도 알아야 한다.[3] 조직의 방침에 맹종하고 전문적 자율권을 소신껏 행사하지 않는 약사는 좋은 약사가 될 수 없다.

> 동료의 의견, 상사 또는 조직의 지시가 약사의 핵심가치와 배치될 때는, 처음 약사가 되기로 결심했을 때의 열정과 헌신적인 마음을 기억하라. 그리고 전문가적 양심에 따라 행동하라.[3]
>
> \- 파커 J. 팔머

약사협회

약사들을 좋은 약사로 만들기 위해 가장 애쓰는 집단은 아마도 약사협회일 것이다. 약사들은 지역별, 국가별, 전세계적인 조직망을 갖추고 있는데, 모든 약사협회들의 공통적 목표는 약사의 지위를 향상시키는 것이다. 그러나 약사협회가 좋은 약사가 되고자 하는 약사들의 발목을 잡는 경우가 종종 있다. 독자들은 의아해하며 이렇게 물을 것이다. "약사의 권익보호를 위해 힘쓰는 약사회가 도리어 약사의 발목을 잡는다니, 도대체 무슨 말이죠?"

약사협회는 각종 연수를 통해 약사들에게 평생교육의 기회를 제공하고, 지방자치단체나 정부에 영향력을 행사하여 약사에게 유리한 법률을 제정하게 한다. 그러나 약사협회가 제공하는 교육이 과연 약사의 실무에 긍정적인 영향을 미칠 수 있는지에 대해서는 의문이 든다. 약사협회가 주관하는 교육은 대부분 1단계(초급)나 3단계(고급)에 치우쳐 있어, 약사들의 다양한 수준을 고려한 맞춤식 교육이 되지 못 하고 있다. 또한 약사협회의 교육은 지식의 전달에 급급할 뿐, 그 지식을 실무에 적용하는 방법과 좋은 약사의 자질을 쌓는 방법에 대한 품성교육은 소홀한 실정이다.

약사협회에서 목소리를 높이는 소수의 회원들이나 임원들은 '좋은 약사'의 개념을 제대로 인식하지 못 하고 있다. 우리는 지금껏 약사협회를 이끌어 온 일부 회원들의 노고를 폄훼하려는 의도는 추호도 없다. 예컨대 '약사가 주관하는 예방접종'을 앞장서서 주장해 온 소수의 약사들이 없었다면, 오늘날 미국 전역에서 실시되고 있는 '약국 예방접종 서비스'는 탄생하지 못 했을 것이다. 약사협회가 좋은 약사를 양성하기 위해 불철주야 노력하는 단체라는 점은 인정한다. 다만 이러한 노력들이 보다 일관성을 띠고, 약사 사회의 통합을 지향하는 방향으로 전개되기를 바라는 마음 간절하다.

환자

기업의 성패는 고객을 만족시키느냐의 여부에 달려 있다. 약국의 경우도 마찬가지다. 약사가 제공하는 서비스에 대한 최종 심사권은 환자에게 있으며, 환자 중심의 케어가 모든 약국에 정착되려면 환자의 마음을 얻어야 한다. 환자들은 자신의 건강을 염려해 주고 약물요법을 책임지고 수행하는 약사에게 마음이 끌리기 마련이다.

우리는 주변에서 다음과 같은 환자들을 많이 볼 수 있다. 집 바로 앞에 약국이 있음에도 불구하고 먼 거리를 걸어 특정 약국을 찾아가는 환자, 약국에 근무하는 여러 명의 약사 중에서 특정 약사만을 찾는 환자, 전문의약품은 물론 OTC 약품, 건강기능식품, 기타 건강에 관한 모든 문제를 약사와 상담하는 환자……. 이처럼 환자의 전폭적인 신뢰를 받는 것은 좋은 약사만이 누릴 수 있는 기분 좋은 특권이다.

요약

다양한 환경요인, 예컨대 약국의 형태(지역사회 약국, 병원약국), 약국의 구성원(오너, 상급자, 보조인력), 유관단체(약사협회) 등이 좋은 약사가 되고자 하는 약사의 앞길을 가로막을 수 있다. 그러나 좋은 약사가 되려면 이 모든 장애물을 뛰어넘어 묵묵히 앞으로 전진해야 한다. 좋은 약사란 '환자의 전폭적인 신뢰 하에 환자의 모든 건강문제를 책임질 수 있는 약사'를 말한다.

Chapter Note

1. Apha Career Pathway Evaluation Program. http://www.pharmacist.com/AM/Template.cfm?Section=Pathways

Progra&Template=/CM/ContentDisplay.cfm&ContentsID=12183. Accessed April 21,2010.

2. Zellmer, WA. "Dear Colleague. The Conscience of a Pharmacist." *American Society of Health-System Pharmacists.* Bethesda. 2002. Pages 14-147.

3. Palmer, PJ. "A New Professional : Th Aims of Education Revited. " *Change- The Magazine of Higher Education.* November- December, 2007.

CHAPTER 10

이 세상 모든 약사들이 좋은 약사가 된다면?

If Most Pharmacists Were "Good Pharmacists"

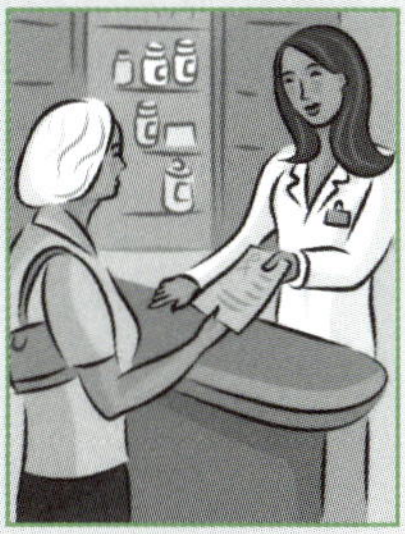

The Good Pharmacist

환자를 진정으로 배려하는 태도는

의사, 약사, 간호사 사이를 가로막고 있는

보이지 않는 장벽을 무너뜨릴 것이다.

이 세상 모든 약사들이 좋은 약사가 된다면?

대부분의 약사들은 잘 훈련되어 있고, 정직하며, 근면하다. 그들은 대체로 자신의 전문적 역할을 진지하게 받아들이고 법률, 규정, 기준, 윤리, 관행을 존중한다. 그들 중의 일부는 이 책에서 정의된 '좋은 약사'의 범주에 포함된다.

그렇다면 이 세상에 있는 '좋은 약사' 들은 모두 몇 명일까? 이 질문에 정확히 답변할 수 있는 사람은 없지만, 아마도 '극소수'일 거라는 생각이 든다. 물론 약학위원회가 주관하는 시험에 통과한 전문약사(BPS: Board of Pharmacy Specialties)나 노인병 전문약사(CGP: Certified Geriatric Pharmacist)들은 환자 중심의 케어를 실천하는 좋은 약사라고 보아도 무방할 것이다. 그러나 미국에는 각종 전문약사를 인증하는 제도가 있지만, 아쉽게도 '좋은 약사'를 인증하는 제도는 존재하지 않는다. 하지만 최근 BPS를 주관하는 약학위원회가 외래약학(ambulatory care pharmacy)을 전문분야로 인정함에 따라, 많은 약사들이 환자 중심의 케어에 관심을 기울이고 있다. 더욱이 메디케어 파트 D(Medicare Part D: 65세 이상 노인들을 대상으로 하는 처방약 지원 프로그램)가 MTM(약물치료관리)의 요건을 확대하면서, CGP 자격취득을 목표로 하며 환자 중심의 케어에 우선권을 두는 약사들이 늘어나고 있다.[1]

모든 약사들은 약에 대한 전문지식을 가져야 하며, 이것이 좋은 약사가 되기 위한 첫 번째 조건이라는 데 이의를 제기할 사람은 없다. 그러나 전문지식 하나만 갖고서 좋은 약사가 될 수는 없다. 전문지식은 약사로서 당연히 갖추어야 할 기본요건일 뿐, 좋은 약사를 판별하는 기준이 될 수는 없다. 진정한 '좋은 약사'라면 '환자 중심의 케어'를 실천해야 하며, '환자 중심의 케어'를 구성하는 핵심요소는 '환자에 대한 배려'이다. 한편 '환자에 대한 배려'는 약료(pharmaceutical care)의 핵심요인이기도 하다.

대부분의 약사들이 환자 중심의 케어를 실천하며, 환자를 배려하는 태도를 보인다고 말할 수 있을까? 물론 상당수의 약사들은 그렇게 하겠지만, 아직도 많은 약사들이 환자를 케어할 위치에 있지 않다. 그들은 카운터의 뒤에 숨어 있거나 조제실 속에 틀어박혀 있다. 그들은 "처리할 처방전이 너무 많다"거나 "조제가 밀려 있다"는 핑계를 대며, 환자를 거의 만나지 않는다. 그러나 사실을 알고 보면, 그들은 테크니션을 제대로 활용하지 못하거나 자동화기기를 제대로 다루지 못하고 허둥대는 경우가 많다. (또는 상급자나 오너에게 테크니션을 충원해 달라거나 자동화기기를 지원해 달라고 요구하지 못하고, 괜한 고생을 하는 경우도 있다.)

약료의 개념이 도입된 지도 어언 20여 년이 흘렀지만, 환자 중심의 케어가 보편화되려면 아직도 많은 시간이 필요해 보인다. 도대체 얼마나 많은 시간이 흘러야 모든 약국에 환자 중심의 케어가 정착될 수 있을까? 이러다가 약료라는 개념이 지구상에서 아예 사라지는 것은 아닐까? 그러나 조급하게 생각할 필요는 없다. 한 줄기 빗방울이 모여서 냇물이 되고, 그 냇물이 다시 강물을 이루어 저 넓은 바다가 되는 것을 생각해 보라. 역사는 점진적으로 발전해 나간다. 몇몇 선구자들의 몸짓이 당장에는 큰 힘을 발휘하지 못 하는 것처럼 보일지라도, 추종자들이 계속 늘어나면서 후대에 가서 큰 변화를 일구어 내는 사례를 우리는 역사에서 종종 보아 왔다.[2] 우선 나 하나부터라도 환자를 약국의 중심에 두고자 노력하면서 많은 약사들의 동참을 이끌어 내고, 약국의 상급자나 오너에게도 환자 중심의 케어를 도입하는 것이 중요함을 역설해야 한다.

> 행동이 없는 비전은 헛된 꿈이며, 행동이 뒤따르는 비전만이 진정한 꿈이다. 비전이 없는 행동은 단순한 시간낭비에 불과하며, 비전이 있는 행동만이 세상을 긍정적으로 변화시킨다.
>
> - 조엘 바커, 미래학자

조엘 바커가 그의 저서 〈비전의 힘(Power of Vision)〉에서 말한 것처럼, 비전이 없는 행동은 단순한 시간낭비에 불과하며 비전이 있는 행동이 세상을 긍정적으로 변화시킨다. 우리는 독자들에게 다음과 같은 제안을 하고자 한다: 우리 한번 '전세계의 약사들이 모두 좋은 약사'가 되는 그날을 꿈꾸어 보자. 그리고 이런 상상을 해 보자: "이 세상 모든 약사들이 좋은 약사가 된다면 어떤 일이 벌어질까?" 생각만 해도 즐거운 일이다.

즐거운 상상 - 모든 약사들이 좋은 약사가 된다면?

환자에게 미치는 영향

만일 모든 약사들이 좋은 약사가 된다면, 환자들은 좋은 약사가 환자에게 제공할 수 있는 것이 무엇인지를 더 잘 이해하게 될 것이다. 환자들은 자신의 복지에 관심을 갖고 있는 믿음직스런 전문가 친구를 하나 둔 것처럼 마음이 든든할 것이다. 환자들은 기대수준이 높아져 약사에게 더 많은 것을 요구하게 될 것이다. 약사와 환자 간의 상호작용이 증가하여 보다 안전하고 효과적인 약물치료가 이루어지고, 환자들은 고통과 경제적 낭비에서 벗어나게 될 것이다. 환자들은 약사에게서 건강과 복지에 관한 정보를 얻고 약사의 권고대로 실천하게 될 것이다.

다른 헬스케어 전문가들에게 미치는 영향

만일 모든 약사들이 좋은 약사가 된다면, 다른 헬스케어 전문가들(특히, 의사와 간호사)이 약사를 보다 더 존중하게 될 것이다. 환자를 진정으로 배려하는 태도는 의사, 약사, 간호사 사이를 가로막고 있는 보이지 않는 장벽을 무너뜨릴 것이다. 의사는 약물치료에 관한 약사의 전문성을 인성하고 약사에게 더욱 의존하게 될 것이다. 상대를 존중하는 마음은 보다 높은 높은 수준의 팀워크를 잉태한다. 의사 혼자만의 힘으로 환자를 치료하던 시대는 지났으며, 오늘날의 진료는 헬스케어 전문가들의 팀워크를 필요로 한다.

약국의 오너에게 미치는 영향

만일 모든 약사들이 좋은 약사가 된다면, 약국의 오너나 관리자들은 "약사가 가장 먼저 챙겨야 하는 것은 서비스의 속도, 시간당 처방전 처리 건수, 매출이익이 아니라 환자의 건강"이라는 사실을 깨닫게 될 것이다. 약사에게 가장 중요한 것은 환자를 배려하는 태도, 부작용 예방, 약물치료의 질이며, 이를 위해서는 약사와 환자의 자유로운 상호작용이 필요하다는 것을 알게 될 것이다. 약물치료는 약사의 권한에 속하는 사항이며, 오너나 관리자가 이에 대해 약사에게 부당한 압력을 가해서는 안 된다고 생각하게 될 것이다.

근무약사들은 오너에게 "환자를 최우선적으로 고려하는 것이 궁극적으로 약국의 수익증가에 기여한다"는 것을 입증해 보여야 한다. 환자들은 자신을 진심으로 배려해 주는 약사를 좋아하고, 그와의 관계를 지속하고 싶어한다. 또 환자들은 좋은 약사로부터 보다 많은 것을 제공받고 싶어한다. 따라서 좋은 약사를 고용하거나 좋은 약사가 근무하기에 적당한 환경을 조성하는 오너는 그에 상응하는 보상을 받는다. 왜냐하면 좋은 약사가 많은 약국은 단골고객이 늘어나고 기존고객의 이탈이 줄어들어 보다 많은 수익을 올릴 수 있기 때문이다.

약사 개인에게 미치는 영향

만일 모든 약사들이 좋은 약사가 된다면, 약사 자신의 직무만족도가 증가할 것이다. 약사가 환자와 긴밀한 인간관계를 맺고 질높은 케어를 제공하면, 환자는 약사를 존경하게 된다. 환자로부터 존경을 받는 것은 약사뿐 아니라 모든 헬스케어 전문가들의 로망으로, 그들의 직무만족을 증가시키는 요인으로 작용한다.

약사집단 전체에 미치는 영향

만일 모든 약사들이 좋은 약사가 된다면, 일찍이 뜻있는 약사들이 그려 왔던 '보편적 임상약학 서비스(universal clinical pharmacy)'의 꿈이 실현될 것이다.[3] 약사들은 약과 약물요법의 전문가로 인정받고, 환자 중심 케어의 케어를 실천하게 될 것이다. 약사라는 직업은 임상 전문가로서의 가능성을 최대로 발휘할 수 있는 유망직업으로 자리잡게 될 것이다. 약사는 환자의 예후를 개선하고 심각한 약물부작용을 예방하는 데 기여하는 공로를 인정받아, 의료보험사들로부터 적정한 수가를 보장받게 될 것이다. 그리하여 약사에 대한 사회적 평판은 사상 최고의 수준으로 상승할 것이다.

티핑포인트(tipping point)를 만들자

지금으로부터 20여년 전에 태동한 약료(pharmaceutical care)의 개념은 이제 청소년기를 지나 성년기에 접어들었지만, 최근 다소 주춤한 양상을 보이고 있다.[4] 많은 전문가들은 약사의 미래를 걱정하며 다음과 같은 3가지 시나리오를 내놓고 있다.

첫 번째 시나리오는 최악의 상황으로, 약사의 전문성이 완전히 사라지는 탈전문화(deprofessionalization)의 상황이다. 이 상황에서는 오너와 관리자들이 약국의 주도권을 잡고 생산성(productivity)과 능률(efficiency)을 강조하며 약국을 성과(performance)의 경연장으로 만들어 버린다. 대부분의 약사들은 카운터 뒤에 숨거나 조제실 안에 파묻혀, 임상약학의 전문가가 아닌 '머리만 큰 테크니션' 으로 살아간다. 환자들은 약사를 조제 및 투약의 전문가로만 생각하고, 오너들은 약사를 '자격증을 내세워 월급만 축내는 껄끄러운 존재' 로 취급한다. 약사들은 점차 설 자리를 잃어 약국을 떠나고, 환자들은 병원 앞의 자동판매기에서 약을 타간다.

두 번째 시나리오는 어중간한 상황으로, 현재의 추세가 그대로 이어지는 현상유지(business as usual)의 상황이다. 이 상황에서는 일부 '좋은 약사' 들이 주축이 되어 환자 중심의 케어를 실천하지만, 대부분의 약사들은 구습(舊習)에 젖어 환자와의 상호작용을 등한시한다. 약사들의 주된 관심은 조제와 투약이며, 약물 부작용에 약간의 관심을 표명할 뿐이다. 따라서 약사의 직능은 더 이상 발전하지 않는다.

세 번째 시나리오는 우리가 바라 마지않는 가장 이상적인 상황으로, 모든 약사들이 '좋은 약사' 가 되는 상황이다. 이에 대한 자세한 내용은 앞에서 언급한 바와 같다.

인구의 고령화, 효능이 우수한 신약의 개발, 환자들의 높은 기대수준, 보건서비스의 인프라 확충, 최신의 의료장비 등 다양한 요인들이 헬스케어 서비스의 양과 질에 영향을 미친다. 최근 환자들의 의식수준이 향상되고 건강에 대한 관심이 높아지면서, 헬스케어 전문가를 바라보는 환자들의 눈높이는 날로 높아지고 있다. 일찍이 '양질의 보건의료 서비스를 제공해 달라'는 환자들의 요구가 오늘날처럼 빗발쳤던 시기는 없었다. 이에 따라 최근 헬스케어 분야에는 개혁의 칼바람이 불고 있지만, 임상약학 분야에서는 이렇다 할 움직임이 보이지 않고 있다.

개혁은 약사집단 내부에서부터 시작되어야 한다. 약사 사회는 자체적으로 개혁의 촉매가 될 수 있는 '좋은 약사'들을 발굴하고 육성하는 노력을 시작해야 한다. 전국 방방곡곡에서 좋은 약사들이 하나둘씩 늘어나다 보면, 개혁은 티핑 포인트(tipping point, 작은 변화들이 어느 정도 기간을 두고 누적되어, 작은 변화가 하나만 더 일어나도 갑자기 큰 영향을 초래할 수 있는 상태에 이른 단계)에 도달하게 될 것이다. 헬스케어 시장 안팎의 급변하는 상황은 약사들이 따라올 때까지 마냥 기다려 주지 않는다. 더 이상 여유를 부리며 현실에 안주할 상황이 아니다.

요약

개혁의 촉매가 될 수 있는 '좋은 약사'를 발굴하고 양성하여 티핑 포인트를 만드는 것만이, 환자 중심의 케어를 확립하고 약사의 전문성을 유지하는 최선의 전략이다.

Chapter Note

1. Smith, M; Bates, DW; Bodenheimer, T; et al. "Why Pharmacists Belong in the Medical Home." *Health affairs*. 2010; 29(%) 906-913.
2. Abramowitz, PA. "The Evolution and Metamorphosis of the Pharmacy Practice Model. The 2009 Harvey A.K. Whitney Address." *Am J Health-Syst Pharm*. 2009;66:1437-1446.
3. Hepler, CD."A Dream Deferred. The 2010 Harvey AK Whitney Address." The Am. Soc. Health-Sys Pharma -cists Annual Meeting. Tampa, FL June 8, 2010.
4. Gladwell, Malcolm. The Tipping Point. Boston : Little Brown and Company, 2002.

저자 소개

윌리엄 켈리(Pharm.D., FISPE)

지난 40여 년 동안 다양한 보건의료 분야(급성질환 치료, 만성질환 치료, 외래진료, 홈케어, 학교, 정부기관 등)에서 경력을 쌓아 왔다. 현재는 「윌리엄 켈리 컨설팅」의 사장과 「비산테(Visante)」의 과학담당 부사장을 겸임하면서 약국의 개업과 운영, 의약품 안전성에 관한 자문을 행하고 있다.

약국 컨설팅업에 종사하기 전인 2005년에는 머서 의대(Mercer University School of Pharmacy)의 테뉴어 교수와 약국실무 위원장을 역임했으며, 미국 질병관리센터(CDC)의 면역안전 부문에서 객원연구원으로 근무했다. 머서 의대와 CDC에 근무하기 전에는, 550병상 규모의 해멋 메디컬센터(Hamot Medical Center, 펜실베이니아주 에리 소재)에서 약제부장과 부원장보를 겸임했다.

페리스 주립대학 약대를 졸업하고, 미시건 대학에서 팜디와 임상약학 레지던트 자격을 취득했다. 또한 펜실베이니아 대학 보건경제학 연구소에서 경영학 펠로십 과정을 마쳤다. 맥길 대학과 에모리 대학 대학원에서 각각 약물역학(pharmacoepidemiology)과 생물통계학을 공부했으며, 국제 약물역학회의 정회원 자격을 갖고 있다.

지금까지 각종 전문 학술지에 85편의 논문을 게재했고, 단행본에서 10개의 장(章)을 집필했으며. 다수의 국내외 학회에서 연구결과를 발표했다. 주요 저서로는 〈약국의 개념과 운영방법〉("Pharmacy: What it is and how it works", CRC Press, 2002, 2007, 2011), 〈처방약과 공중보건: 위험감소의 기초확립〉("Prescribed medications and the public health: laying the foundation for risk reduction", Haworth Press, 2007)이 있다. 「미국 약전 약물안전성 전문가 위원회」의 의장 및 위원과, 「투약오류 예방을 위한 국가 조정위원회」의 위원을 역임했다.

엘리엇 소골(Ph.D., RPh, FAPhA)

미국 굴지의 유통체인인 「타깃(Target)」의 약국부문 관리자로서, 타깃에 입점한 약국의 약사와 테크니션들을 상대로 임상약학 서비스, 교육, 전문가 개발 프로그램 등을 제공하고 있으며, 「타깃」과 다양한 약학대학, 약국단체들 간의 의사소통도 담당하고 있다. 이와 동시에 플로리다 대학, 미네소타 대학, 노스캐롤라이나 대학, 캠벨 대학의 겸임교수로도 활동하고 있다.

미국 약사협회(APhA)의 과학담당 이사(Science Officer)로 활동하면서, 약국과 헬스케어 업계 전반에 영향을 미치는 과학정책과 법률의 입안과정에 관여하고 있으며, 과학을 실무에 적용함으로써 약사의 전문가적 역량을 향상시키는 데 힘쓰고 있다. 한편 APhA이 운영하는 경력개발프로그램에 연구자 겸 훈련자로 참여하여 약대생들의 경력개발을 도와주고 있다.

14년 동안 의약업계에 종사했으며, 가장 최근에는 글락소스미스클라인(GSK)의 미국지사에서 「지역 의과학자(RMS: regional medical scientist)를 위한 전략운영」, 「헬스케어 업체 간의 제휴」, 「외부전문가 교육 프로그램」을 담당했다.

6년 동안 일리노이 대학교와 캠벨 약대의 교수로 활동하였다. 2003년 APhA의 정회원이 되었으며, APhA 산하 약대생 아카데미가 수여하는 「Linwood F. Tice Friend of APhA-ASP Award」를 수상하였다. 또한 위스콘신 대학원과 위스콘신 약대에서 수여하는 우수강의상을 각각 수상하였으며, 국내외에서 개최된 다수의 학회에 참가하여 연구결과를 발표하였다.

위스콘신 약대의 이사회와 미드웨스턴 약대의 총장 자문위원회에서 활동했으며, 그 밖에 「국립 환자정보/교육위원회」 위원, 「노스캐롤라이나 대학 생명과학 박물원」 원장, 「노스캐롤라이나 대학 수학 과학 교육네트워크」 의장을 역임했다.

위스콘신 약대를 졸업하고 동 대학에서 약사석사 및 박사학위를 취득했으며, 경영학을 부전공했다.

역자 소개

양병찬

서울대 경영학과와 동 대학원 졸업 주 금융기관과 대기업에서 근무하다가, 진로를 바꿔 중앙대 약대를 졸업하고 약사면허를 취득하였다. 현재 서울시 구로구에서 약국을 운영하며, 전문번역가와 한국 과학기술정보연구원(KISTI)의 지식리포터(보건의료, 생명과학 분야)로 활동하고 있다. 2005년 5월 이후 임상약학, OTC 약품, 건강기능식품 등에 대한 미국, 영국, 일본의 상담서들을 꾸준히 번역 소개해 왔다. 주요 번역서로는 〈비처방약품 치료학〉 〈피플스 파마시〉 〈드럭머거〉 〈약국 증상별 상담 매뉴얼〉 〈커뮤너티 파마시〉 〈약국 질환별 약력관리〉등이 있다.